AF596875

DES EAUX MINÉRALES NATURELLES ET DE LEUR ANALYSE,

PAR

ED. VAN DEN CORPUT.

MÉMOIRE COURONNÉ AU CONCOURS DE 1846,

PAR LA SOCIÉTÉ DES SCIENCES MÉDICALES ET NATURELLES DE BRUXELLES.

BRUXELLES,
J. B. TIRCHER, IMPRIMEUR-LIBRAIRE,
RUE DE L'ÉTUVE, 20.

1847

Te160 155

DES EAUX
MINÉRALES NATURELLES
ET
DE LEUR ANALYSE,

PAR

108178

ED. VAN DEN CORPUT.

MÉMOIRE COURONNÉ AU CONCOURS DE 1846,

PAR LA SOCIÉTÉ DES SCIENCES MÉDICALES ET NATURELLES DE BRUXELLES.

Extrait du Journal de Médecine, de Chirurgie et de Pharmacologie.

Te 160 155

BRUXELLES,
J. B. TIRCHER, IMPRIMEUR-LIBRAIRE,
RUE DE L'ÉTUVE, 20.

1847

AD MEMORIAM

PATRIS MEI

DUM VIVERET

Regii Ordinis Leopoldi Equitis, in medicâ Universitatis Bruxellensis Facultate Professoris Præsidisque, Exercitûs belgici olim Pharmacopæi primarii, etc., etc.

UTI QUAM TENUE MAXIMÆ VENERATIONIS SIGNUM.

Ed. Van den Corput.

MÉMOIRE

SUR

LES EAUX MINÉRALES ET SUR LEUR ANALYSE.

QUELLE EST L'ORIGINE DES SOURCES MINÉRALES, ET COMMENT PROCÈDE-T-ON A L'ANALYSE DE CES PRODUITS NATURELS? — INDIQUEZ EN OUTRE, LES ALTÉRATIONS QUE PEUVENT SUBIR LES EAUX MINÉRALES ET LES MOYENS DE LES PRÉVENIR.

MÉMOIRE

auquel la Société des sciences médicales et naturelles de Bruxelles a décerné la médaille d'or au Concours de 1846 (question au choix);

PAR

M. E. VAN DEN CORPUT, DE BRUXELLES.

Utilissimum sæpè quod contemnitur.
PHÆD.

Ὕδωρ ἄριστον.
Πινδάρου Ὀλυμπ. α.

Parmi les nombreuses combinaisons que la nature a répandues dans l'immensité de sa création, la plus indispensable à l'homme, la plus éminemment utile à tous les êtres est l'eau. Principe universel de vie, ressort puissant d'action, c'est aussi de tous les corps celui qui se trouve répandu avec le plus de profusion à la surface et jusque dans les entrailles de la terre.

C'est l'eau encore qu'une admirable prévoyance a chargé de dissoudre certains principes qui peuvent apporter un soulagement aux maux qui nous assiégent; aussi l'étude des différentes espèces d'eaux naturelles, la connaissance des gaz, des sels nombreux et actifs qu'elles renferment est devenue d'une haute importance depuis les progrès récents de la science.

Parmi toutes les eaux qui coulent à la surface ou dans l'épaisseur de notre globe, aucune à cause du pouvoir dissolvant que possède au plus haut degré ce liquide, n'est rigoureusement pure; toutes dissolvent ou entraînent des corps étrangers qui apportent au véhicule qui les recèle des modifications différentes; et de là cette variété infinie d'eaux qui servent tantôt à nos usages domestiques, tantôt à combattre les nombreuses infirmités auxquelles succombe notre orgueilleuse faiblesse.

On donne aux premières le nom d'eaux économiques et on les divise en potables et non potables, selon leur degré de pureté. Quant aux autres, et ce sont celles qui offrent le plus d'intérêt, c'est d'elles que nous aurons à nous occuper dans ce travail qui a spécialement pour objet l'étude des sources minérales.

L'eau qui se rassemble sur les croupes de la terre et se condense en pluies ou en brouillards au sommet des montagnes ne s'écoule pas toute à leur surface en formant les ruisseaux et les torrents; une grande partie pénètre dans le sol et descend par son propre poids dans l'intérieur de la terre. Cette origine première de la formation des sources se manifeste de la manière la plus évidente dans les exploitations souterraines des carrières ou des mines. Les montagnes étant en tous sens sillonnées de fissures et creusées de cavernes, surtout dans les terrains calcaires, on voit à une faible distance de la surface, l'eau suinter goutte à goutte de tous les points des voûtes souterraines. Le clapottement produit par le dégouttement du liquide rappelle en beaucoup d'endroits le bruit d'une véritable pluie ; ce suintement augmente encore avec la profondeur, et c'est ce qui rend nécessaire l'usage continuel des pompes dans les houillères.

Par la raison qu'à cette eau qui s'infiltre dans les pores de la terre, il en succède toujours une quantité nouvelle, dont la première a à supporter le poids, elle tend constamment à gagner les profondeurs ; et la force de cohésion de ses molécules étant presque entièrement vaincue par la pesanteur, l'eau s'insinue à travers les crevasses du sol et s'écoule jusqu'à ce qu'elle rencontre un lit imperméable qui la retient, ou que, pénétrant à des profondeurs plus considérables, la chaleur qui règne dans ces lieux la repousse vers la surface sous forme de vapeurs.

Les eaux circulent donc continuellement dans l'épaisseur de la croûte terrestre, soit par les interstices des roches, soit dans les fissures naturelles qui séparent les couches géologiques, soit même dans les canaux qu'elles se sont creusés à travers les terrains meubles où elles coulent librement après s'être substituées à des parties minérales qu'elles ont entraînées ou dissoutes, en formant des excavations plus ou moins étendues. On conçoit donc que quelques-unes rencontrant dans la terre des dépots salins, se chargent de leurs principes qu'elles portent à la surface, et lavent en quelque sorte les masses à travers lesquelles elles filtrent; aussi les sources sont sujettes à s'altérer à la longue, et l'on voit souvent par exemple le degré de salure des eaux exploitées pour en retirer le sel commun, diminuer graduellement.

Si les couches perméables ou solubles qui donnent ainsi passage aux eaux sont contenues entre des couches imperméables, telles que des dépôts d'argile, celle-ci retenant les eaux, il se forme alors des nappes liquides d'une étendue plus ou moins considérable qui suivent les inflexions des couches, et se composent de réservoirs et de conduits qui font communiquer entre eux des niveaux souvent très-différents et situés quelquefois à des distances considérables l'un de l'autre. Le poids de la colonne d'eau qui comprime dans ces canaux l'eau inférieure, repousse celle-ci vers les vallées et les contrées plus basses, à travers les couches de sable ou de terre dans lesquelles elle se ramifie, en se creusant les conduits par lesquels elle s'échappe en certains endroits pour former les sources ou fontaines naturelles.

On a prétendu rejeter cette théorie de l'origine des sources en disant que la terre proprement dite se laisse rarement traverser par un peu d'eau. Ainsi, par exemple, après avoir enfoncé dans le sol un grand tonneau du fond duquel partait un tuyau mince qui allait se rendre dans une cave profonde, on n'a jamais trouvé que même après les plus fortes pluies, il eût passé la moindre quantité de liquide dans ce tuyau. Mais à cette objection on répond que ce sont principalement les montagnes d'où les sources tirent leur origine et que la terre quoiqu'humide partout, au-dessous de son écorce, retient cependant toujours l'eau qui l'imprègne, comme le ferait une éponge. Dans les puits, les grottes, au contraire, l'eau se rassemble peu à peu en ruisselant des couches de terre voisines; la cavité se remplit lentement et le niveau du liquide reste au-dessous du sol à une profondeur qui varie suivant l'abondance d'eau contenue dans les couches supérieures de la terre.

Lorsque ce liquide rencontre sur son passage à travers les fissures du terrain et dans les parties superficielles de la croûte terrestre qu'il traverse, des substances qu'il peut dissoudre, il en enlève, selon la nature de ces matières, une plus ou moins grande quantité, et il n'est à vrai dire, aucune source qui ne renferme des traces plus ou moins importantes de substances minérales.

Les eaux qui se distinguent comme les plus pures, sont celles qui jaillissent du gneiss et du micaschiste. Elles contiennent rarement d'autres substances que des traces de sel marin et un peu d'acide carbonique.

Lorsque la contenance des eaux en principes fixes est assez considérable pour affecter sensiblement le goût, on leur donne le nom d'eaux minérales ; ces mêmes eaux deviennent médicinales lorsqu'elles exerçent sur l'économie une action dont le caractère varie suivant la nature de leurs principes.

Les principes fixes que renferment les sources y sont le plus souvent tenus en dissolution par l'acide carbonique, lequel communique à l'eau cette saveur rafraîchissante et agréable qui masque la fadeur propre à ce liquide pur, c'est-à-dire, distillé. Soumises à la chaleur, ces eaux perdent leur principe gazeux qui abandonne les corps qu'il dissolvait en formant dans le vase d'ébullition des incrustations appelées vulgairement calcin, véritables dépôts tufacés analogues à ceux qu'abandonnent spontanément la plupart des eaux minérales.

On qualifie de crues les eaux qui, par suite de l'abondance des sels terreux qu'elles recèlent, forment un épais coagulum avec l'esprit de savon et sont impropres à la plupart des besoins économiques ; elles s'opposent à la cuisson de la viande et des légumes et ne conviennent pas davantage pour la teinture. Elles se rencontrent d'ordinaire dans les terrains neptuniens. Toutefois en s'écoulant à l'air libre, ces sources laissent échapper leur acide carbonique de manière que l'on ne trouve plus dans les ruisseaux ou les rivières auxquels elles donnent naissance, les moindres traces des carbonates terreux qu'elles contenaient originairement.

Les eaux de pluie ou météoriques sont à peu près les seules qui concourent à la formation des sources; car celles de l'Océan et des grands lacs ne pénètrent guère dans l'intérieur des terres ; et les sources qui ont cette origine ne communiquent très-probablement que par des volcans sous-marins, ou des infiltrations lentes des eaux à travers les pores de leur lit. Le fond des mers ne peut évidemment pas offrir des fentes et des crevasses comme celles qui sillonnent le sol des continents, et en présumant qu'elles aient existé primitivement, elles n'ont pu manquer d'être bientôt comblées par les galets que cimentent les dépôts marneux ou arénacés qui se rassemblent dans les eaux et qui en ont comme luté le fond.

Sans chercher à exposer ici les diverses vues géologiques relatives aux causes probables de la minéralisation des sources, ni à l'opinion de quelques savants du siècle dernier qui les regardaient comme douées d'une sorte de vitalité et offrant dans leur nature quelque chose d'occulte et d'insaisissable, nous voyons par ce qui précède que les eaux minérales, véritables solutions médicamenteuses naturelles, sont dues à l'infiltration des eaux météoriques à travers des terrains où elles rencontrent des matières salines toutes formées, qu'elles dissolvent, ou qui sont produites secondairement dans le liquide lui-même par suite des réactions qui s'y exercent; leur jaillissement est dû le plus souvent à leur propre poids, mais quelquefois aussi, et surtout pour les eaux gazeuses, à la compression qu'elles éprouvent dans leurs passages souterrains de la part des gaz et des vapeurs qui pressent et réagissent sur leur surface.

Généralement les sources ont la température moyenne du lieu d'où elles jaillissent. Elles sont ce qu'on appelle froides, par opposition avec les eaux thermales, dénomination que l'on a coutume d'appliquer à toutes les eaux minérales naturelles dont la température surpasse la moyenne thermométrique de l'année, par la raison que dans ce cas cette température ne peut dépendre uniquement de celle de l'atmosphère.

C'est dans les grandes chaînes de montagnes et particulièrement, comme nous le verrons plus loin, dans les terrains volcaniques que les sources thermales sont surtout nombreuses. Parmi les plus remarquables nous citerons les suivantes dont nous indiquons le degré de température :

Saint-Gervais (Savoie)	36°
Barèges (France)	48°
Loesche (Suisse)	52°
Cauterets (France)	55°
Bagnères (France)	58°
Aix-la-Chapelle (Prusse)	61°
Burtscheidt (Prusse)	70°
Carlsbad (Bohême)	73°
Trinchera (Andes)	90°
Reckum (Islande)	90°
Geiser (Islande)	100°

On peut dire toutefois que la plupart des eaux minérales doivent être rangées dans la catégorie des thermes. Presque toutes en effet surpassent au moins d'un degré la moyenne du sol dont elles s'échappent parce que la plupart pénètrent plus ou moins profondément dans l'intérieur de la croûte terrestre où règne, comme nous le verrons, une chaleur remarquable.

Quant à celles qui descendent des montagnes, et qui proviennent en partie de la fonte des neiges ou des glaces, elles sont au contraire plus froides, par la raison qu'elles conservent toujours à peu près la température des lieux d'où elles arrivent. Quoi qu'il en soit, la chaleur est l'un des caractères qui distinguent ordinairement les eaux minérales des sources d'eau douce, qui n'empruntent leur température qu'à l'influence calorifique agissant à la surface du globe, c'est-à-dire à la chaleur solaire.

Il n'existe pas de source thermale qui ne soit plus ou moins minéralisée; cependant il y a des eaux minérales froides, et alors c'est leur composition seule qui les fait distinguer des autres ; mais on pourrait supposer encore que celles-là aussi, primitivement chaudes, ont subi un refroidissement en traversant une très-grande étendue de terrains par des fissures qui serpenteraient au-dessus de la ligne de température invariable, très-près de la surface du globe.

Ce refroidissement des eaux, proportionné à l'étendue du conduit qui les amène, confirme encore la supposition que la température des thermes est due à la chaleur terrestre. Ainsi en supposant que le canal qui amène des eaux minérales d'un même niveau ait une demi-lieue de longueur, depuis son point de départ inférieur, jusqu'au niveau de la mer, il en résultera nécessairement que cette fissure sera plus longue si elle vient s'ouvrir dans une montagne: or le trajet étant également plus long, l'eau sera d'autant plus froide qu'elle sortira à une plus grande hauteur. C'est ce que les observations de M. Boussingault, sur plusieurs sources des Andes, ont pleinement confirmé.

La cause de la température des eaux minérales ne peut être attribuée, comme l'ont prétendu quelques auteurs, à des réactions chimiques qui s'opéreraient en elles, car la température des sources devrait dans ce cas être nécessairement relative à la quantité de leurs principes, et l'opinion que ces eaux contiennent les corps qui les minéralisent en proportion relative à leur température est complétement erronée ; l'examen comparatif des analyses prouve suffisamment que la quantité de substances fixes ne s'y rencontre pas du tout en raison de leur degré de thermalité, et les sources les plus riches en principes minéralisateurs sont loin d'être les plus chaudes. En attribuant ces réactions à des phénomènes d'oxydation, on doit supposer le libre accès de l'oxygène atmosphérique fourni par l'air qu'entraînent les eaux météoriques ou absorbé par elles à des profondeurs où la pression exercée par les couches supérieures est très-considérable. Dans ce cas des dégagements d'azote devraient constamment avoir lieu en proportion bien supérieure à celle que l'on n'observe que çà et là, et toujours peu abondamment dans quelques sources. Si cette oxydation avait lieu aux dépens de l'eau, ce qui paraîtrait plus probable, on devrait remarquer des courants abondants d'hydrogène, mais cette observation est également contraire à l'expérience.

Ce qui fait rejeter enfin l'admission de cette hypothèse c'est qu'envisagée sous le point de vue unique de la température, l'apparition des thermes est un phénomène universel que nous pouvons suivre sous toutes les zones et dans tous les terrains, depuis les couches les plus modernes jusqu'aux plus anciennes formations; il faudrait donc également que la même universalité, la même similitude, existassent pour les réactions chimiques dans ces différents terrains ; on voit donc bien que la chaleur des sources ne peut être cherchée dans une cause locale et doit résider dans une action permanente et générale existant à l'intérieur de la terre, ce qui nous ramène par conséquent à l'hypothèse d'une chaleur interne propre à notre globe.

De Laplace avait déjà cherché à expliquer la chaleur des thermes par cette chaleur spéciale de notre globe, et ce savant a même déterminé par chiffres la profondeur à laquelle on peut regarder la terre comme une masse fluide. « Quelque doute, dit M. de Humboldt (1), que malgré tout le respect dû à un si grand nom, on puisse élever contre la certitude numérique d'un semblable calcul, il n'est pas moins probable que tous les phénomènes volcaniques auxquels doit aussi se rattacher la formation des thermes, proviennent d'une seule cause qui est la communication constante ou passagère entre le dedans et le dehors de notre planète. Des vapeurs élastiques élèvent par leur pression à travers des crevasses profondes les substances qui y sont en fusion, elles s'oxydent, et produisent les volcans qui sont pour ainsi dire des sources intermittentes de substances minérales. Les mélanges fluides de métaux, d'alcalis et de terres qui se condensent en torrents de lave coulent alors doucement et tranquillement lorsqu'une fois ils ont trouvé une issue. »

Nous n'avons point à rechercher ici la cause de cette action volcanique dont le puissant foyer échauffe les profondeurs de notre planète, ni à nous occuper des diverses hypothèses à l'aide desquelles un grand nombre de savants ont cherché à l'expliquer ; les limites de notre sujet nous forcent à ne nous occuper que des effets que peut produire cette chaleur, et particulièrement de son influence sur les sources minérales.

Les observations modernes ont mis hors de doute la persistance à de grandes profondeurs des phénomènes volcaniques qui ont autrefois embrasé la masse tout entière de notre globe ; les mêmes expériences nous ont fait voir que l'augmentation graduelle de température qui en résulte à l'intérieur de la terre, se manifeste rapidement et d'une manière très-sensible à des profondeurs même peu considérables. Ainsi Gensanne, le premier a trouvé dans les fosses de Giromagny, une différence de température de 10°, 2 c. pour une différence de profondeur de 332 mètres ; c'est-à-dire qu'à une profondeur de 433 mètres la température était de + 22°, 7 C. M. de Humboldt a observé dans une fosse de la Nouvelle-Espagne en Amérique, à une profondeur de 502 mètres, + 33°, 8 C., tandis que la température moyenne du lieu était de + 16° C. Nous voyons par là que l'eau atmosphérique

(1) A. de Humboldt, *Tableaux de la nature*, t. 1, pag. 208

qui s'infiltre dans la terre ne doit point pénétrer à de grandes profondeurs pour recevoir déjà une température de + 22°, 7 à 33°, 8. Enfin il résulte des calculs établis, que vers 3 kilomètres (environ 3/4 de lieue) au-dessous du niveau de température stationnaire, la chaleur s'élève déjà à + 100°, c'est-à-dire à la température de l'eau bouillante. Ce n'est donc pas une vaine hypothèse que de supposer que les thermes empruntent leur chaleur à l'énorme température produite au sein de la terre par cette action ignée dont les éructations volcaniques nous manifestent encore de loin en loin l'effrayante puissance.

Les eaux, après s'être rassemblées dans leurs canaux souterrains, arrivent à la surface avec la température qui correspond aux profondeurs d'où elles proviennent, et l'on conçoit que sous l'influence de la chaleur qu'elles y contractent elles puissent exercer une action dissolvante beaucoup plus forte sur les diverses substances qu'elles rencontrent.

Les anciens naturalistes avaient même la plupart déjà assigné une cause à peu près analogue à l'origine des eaux thermales et attribuaient la chaleur de ces sources à un feu souterrain ou du moins à la même cause qui produirait ce feu !

L'opinion que nous avons précédemment émise touchant la connexion étroite qui rallie entre eux les phénomènes volcaniques proprement dits et l'apparition des sources minérales est confirmée du reste par la singulière coïncidence qui existe entre ces catastrophes et les bouleversements subits qu'éprouvent certaines fontaines naturelles pendant les tourmentes volcaniques. Des tremblements de terre ont maintes fois fait apparaître de nouvelles sources dans une contrée, tandis qu'ils en ont fait tarir d'autres qui existaient auparavant. Mais nous aurons occasion plus tard de revenir sur ces considérations qui sont du plus haut intérêt pour l'explication des phénomènes hydrologiques.

L'intermittence que l'on remarque dans l'émission de certaines sources gazeuses dont l'eau et le principe volatil jaillissent par alternative dépend de ce que les gaz qui se dégagent au sein de la terre dans le parcours de la veine aquifère, se rassemblant à la partie supérieure des cavernes ou des excavations souterraines que l'eau traverse, compriment avec une force toujours croissante à mesure que le corps volatil est mis en liberté, la surface du liquide, jusqu'à ce qu'enfin le gaz puisse s'échapper par le même canal que lui. Parmi les sources qui existent en France, la plus remarquable de cette espèce, est la fontaine du Tambour en Auvergne, ainsi nommée à cause d'une sorte de roulements souterrains, ou de sourds borborygmes produits par le gaz et par l'eau, qui viennent tour à tour s'accumuler dans une cavité intérieure.

Dans ces cavernes, le gaz se dégageant plus rapidement qu'il n'est produit, l'eau reprend de nouveau le dessus, et détermine de cette manière un jet intermittent. Le même phénomène a lieu encore à certaines sources thermales, comme par exemple aux Geisers ou Huer de l'Islande ; dans ces circonstances, la vapeur qui se dégage de l'eau en ébullition dans ses profonds réservoirs détermine les mêmes effets que l'acide carbonique, et lance par sa force élastique ces énormes masses liquides à des hauteurs de 90 à 150 pieds, avec une telle impétuosité que des pierres assez lourdes peuvent être soutenues pendant quelques secondes sur ces colonnes rugissantes d'eau.

On distingue encore des sources périodiques qui ne coulent qu'à certaines époques et tarissent quelquefois complétement pendant un laps de temps plus ou moins long : telle est en Suisse une source qui ne commence à couler que vers le milieu du mois de mai, et continue ainsi jusqu'au mois d'août; évidemment l'origine de celle-ci est due à la fonte des neiges qui couronnent les montagnes environnantes.

Souvent on voit vers le matin flotter au-dessus du réservoir des eaux thermales, une vapeur qui se forme surtout par les temps humides, et fait alors présager aux habitants du lieu, l'imminence de la pluie ; quelques personnes attribuent à tort ce phénomène à l'émission du gaz ; les gaz sont invisibles par eux-mêmes, mais indépendamment de ces fluides, les eaux thermales dégagent incessamment des vapeurs aqueuses.

La formation de ces nuages suspendus au-dessus des eaux et quelquefois le long de leur trajet souterrain, lorsqu'il serpente à peu de distance sous la superficie du sol, est due à la même cause que celle des brouillards, et tient à ce qu'alors l'air saturé de vapeur d'eau ou refroidi par une cause météorologique quelconque, ne peut plus dissoudre complétement la vapeur qui s'échappe du therme et se condense à peu de distance de sa surface ; ce même phénomène se remarque également et pour la même raison au-dessus du cratère des volcans encore actifs.

Les propriétés physiques des eaux minérales sont à peu près les mêmes dans toutes ; ainsi la plupart sont transparentes, incolores, plus ou moins sapides et inodores, et spécifiquement plus pesantes de quelques centièmes ou de quelques millièmes que l'eau distillée ; il en est pourtant dont l'aspect est terne et louche, d'autres, comme la plupart des eaux de la Suède, sont colorées ; les sources ferrugineuses et sulfureuses ont une odeur particulière, et quelques eaux gazeuses quoique tenant des sels en solution sont plus légères que l'eau distillée lorsqu'on les pèse étant fraîchement puisées, c'est-à-dire, avant que le gaz qui leur prêtait sa légèreté se soit totalement dissipé. Toutefois les eaux minérales diffèrent beaucoup moins sous le rapport de leurs caractères extérieurs que sous celui des caractères chimiques, ou de la composition intime, qui est extrêmement variable.

Considérées en général, les eaux minérales se rencontrent dans toutes les contrées, mais les mêmes espèces affectent plus particulièrement certains terrains ; elles semblent toutefois plus fréquentes dans les régions montagneuses que partout ailleurs.

Les sources naturelles auxquelles semble avoir de tous temps recouru l'instinct intelligent de l'homme malade, sont un des moyens curatifs les plus anciennement en usage ; mais ce n'est guère avant le 18me siècle que furent entrepris les premiers travaux relatifs à la composition chimique des eaux minérales, et que leur application thérapeutique pût être basée sur l'art d'apprécier la nature et les proportions de leurs principes constituants. Les anciens avaient bien découvert les principales qualités des eaux minérales dont ils faisaient un assez fréquent usage, mais les notions qu'ils possédaient étaient purement empiriques et ne reposaient que sur des idées confuses ou erronées relativement à la nature intime de ces produits naturels que la chimie moderne était appelée à faire connaître.

L'analyse des eaux minérales avait depuis les travaux de Lavoisier et de Berthollet, fixé plus qu'aucune autre branche de la chimie analytique l'attention des chimistes et des médecins ; mais la marche progressive des sciences en facilitant l'exactitude des recherches, a ajouté encore un nouvel intérêt à l'étude de l'hydrologie, et des observations importantes viennent à chaque instant compléter l'histoire des eaux minérales.

Les effets médicateurs de ces solutions naturelles, quoique contestés par quelques systèmes absolutistes qui allèguent la faible quantité de principes actifs sur lesquels on fonde leur emploi thérapeutique, restent néanmoins pour l'observateur impartial, un fait constaté par l'expérience qui démontre chaque jour la puissance des eaux minérales contre un grand nombre de maladies que l'inefficacité des autres remèdes portait à regarder comme incurables. On ne peut se refuser à croire que les substances qui minéralisent ces eaux y sont si intimement unies au principe aqueux, que portées dans le système vasculaire elles soient plus pénétrantes, plus assimilables et modifient favorablement l'état de nos organes ; aussi voit-on des sources martiales, par exemple, qui contiennent à peine 1 ou 2 centigrammes d'un sel de fer, guérir des affections qui avaient résisté jusque-là à tous les médicaments ferrugineux, tant il est vrai que les préparations de la nature possèdent une énergie que les mélanges de l'art ne peuvent jamais atteindre (1).

Puisqu'il entre dans la composition des sources minérales du soufre, de l'acide carbonique, du fer, des sels neutres et alcalins, nous ne voyons pas pourquoi les eaux où dominent ces principes ne jouiraient pas des vertus spéciales départies à ces derniers; c'est par conséquent au chimiste qu'il appartient, d'après l'étude de leur composition, d'autoriser un choix parmi les diverses espèces, dans les différentes circonstances qui peuvent se présenter.

En variant à l'infini la composition des eaux minérales, la nature prévoyante a modifié de mille manières leur vertu, ainsi que leur degré de force, et les a proportionnées à une infinité de tempéraments.

Lorsqu'en effet on compare les analyses de ces eaux on n'en trouve qu'un nombre fort restreint qui soient analogues seulement par la qualité de leurs éléments; on connaît actuellement environ 3000 sources minérales, et dans toutes, la composition varie plus ou moins; on peut même dire que, dans ce nombre immense, il n'y en a pas une qui ressemble exactement à l'autre, sous le rapport simultané de la qualité et de la quantité, surtout à cause des proportions relatives infiniment variées dans lesquelles les corps dissous par les eaux peuvent s'y trouver.

Quelques-uns de ces principes y existent en si minime quantité qu'on ne parvient souvent à constater leur présence que par une analyse compliquée; il peut même arriver qu'on ne les découvre que dans les concrétions ou dépôts qu'abandonnent les sources dans leur cours; et il est vrai de dire que les effets de certaines eaux minérales sont beaucoup plus remarquables, que l'on ne devrait s'y attendre d'après la quantité très-faible de substances virtuelles que l'on y rencontre. Ils paraissent dus à des combinaisons dont la chimie a peine à constater quelques légères traces et dont la puissance semble se manifester en raison de la division extrême ou de la ténuité de leurs molécules.

Il est probable qu'Hahnemann n'a dû la première idée de sa doctrine homœopathique qu'à l'observation de ces propriétés merveilleuses de certaines eaux minérales (2) dont les vertus essentielles paraissent émaner souvent de principes que l'analyse n'y démontre qu'à l'état d'atomes presqu'insaisissables. Nous verrons à la fin de ce travail de quelle cause peut dépendre encore cette apparente anomalie. S'il n'est donc pas permis de prononcer définitivement sur les vertus des eaux d'après la nature ou les proportions des principes qu'on y découvre, on ne saurait toutefois contester au chimiste le droit de prévoir ou au moins de soupçonner leurs propriétés à l'aide des connaissances qu'il acquiert sur leur composition: refuser cet avantage aux recherches chimiques, dont l'utilité a été reconnue depuis que la médecine suit les lois d'une saine théorie, ce serait substituer un empirisme aveugle aux principes les plus rationnels de la science.

Mais la médecine n'a pas jusqu'à présent retiré tout le fruit que l'on devait attendre de ces bienfaits auxquels la nature, en les mettant à la portée de tous, semble nous inviter à avoir plus souvent recours dans nos maladies. Malgré les précieux avantages qu'offrent les eaux minérales, elles ne sont pas aussi estimées qu'elles mériteraient de l'être et subissent à cet égard le sort ordinaire des choses qu'on peut se procurer facilement et dont souvent on néglige la connaissance. On sait l'heureuse influence qu'exerça l'eau de Selters, pendant la funeste invasion du choléra en 1832, et un fait digne de remarque, c'est la santé dont jouissent en gé-

(1) Ph. Patissier, *Rapport sur les eaux minérales*, 1841.

(2) V. Is. Bourdon, *Guide aux eaux minérales*.

néral les habitants des contrées où se rencontrent des sources ; on est frappé par exemple de l'air dispos, de la mine fraîche et florissante des paysans de Roisdorf, à quelques lieues de Bonn.

Il ne faudrait pourtant pas en inférer que les eaux minérales soient une panacée universelle ; plusieurs sources jouissent de propriétés spéciales, bien distinctes, qui ne se sont pas démenties depuis des siècles, et l'assertion de leur constante opportunité n'est pas plus dans le vrai, que ne le serait une réprobation absolue ; comme tous les agents thérapeutiques, leur efficacité est bornée à quelques maladies distinctes ; dans d'autres cas elles sont impuissantes, et souvent telle source ne fait qu'empirer les maux qu'une autre adoucirait : c'est à une longue et judicieuse expérience à en faire le choix.

Quelque controversée qu'ait été la question de l'efficacité des eaux minérales, nous sommes persuadé que les lumières qu'ont jetées depuis peu les sciences naturelles sur les phénomènes qu'elles présentent, prouvent suffisamment l'exagération systématique que l'on a mise des deux côtés, à soutenir le pour, aussi bien que le contre, et si trop souvent les résultats que le malade éprouve du traitement minéral, ne répondent pas aux espérances qu'il était en droit d'en attendre, il faut l'attribuer au peu de discernement qu'apportent en général les médecins dans leur choix. C'est évidemment au défaut de distinction, d'application rationnelle, que doit être imputée l'incertitude qui règne encore relativement à l'action curative des sources sanitaires.

Les mêmes eaux sont en effet ordonnées, comme en désespoir de cause, par certains praticiens peu consciencieux, pour une foule d'affections très-différentes ; aussi voit-on des eaux qui ont été fort utiles dans tels cas, ne pas réussir et même devenir funestes dans d'autres.

Quand bien même d'ailleurs la dissemblance des propriétés physiques et chimiques sources les plus renommées ne ferait point pressentir une différence dans leurs vertus médicinales, l'observation clinique, d'accord avec la tradition des siècles, n'a-t-elle pas fait la part d'un grand nombre d'entre elles? En général on peut établir relativement à leur usage sanitaire, que les eaux thermales sont plus particulièrement administrées en bains, douches, etc., à l'usage externe, tandis que c'est à l'intérieur que se prennent plutôt les eaux froides ; quoi qu'il en soit, il faut toujours que leur indication thérapeutique, et les propriétés qu'on leur attribue, soient au moins justifiées par les principes qui les minéralisent, en d'autres mots, que l'on se guide constamment pour leur emploi médicinal, sur leur composition chimique.

C'est convaincu de la vérité des considérations précédentes et de l'utilité des eaux minérales, que nous avons cherché à indiquer dans ce travail les moyens les plus simples et les méthodes les plus directes pour arriver à la connaissance intime de leur nature, heureux si, en apportant notre faible tribut à la science, nous pouvons coopérer tant soit peu aux progrès de l'hydrologie médicale.

Tout en admettant la part hygiénique des influences étrangères, telles que le voyage, le changement de régime, l'exercice, le grand air, qui sont, il est vrai, d'un puissant concours aux cures minérales, surtout pour les habitants étiolés et moroses des villes, il est incontestable que dans la majorité des cas, le bien que déterminent les eaux, est dû principalement à leur action médicatrice intrinsèque, c'est-à-dire à leur composition spéciale, puisque plusieurs d'entre elles transportées même à de grandes distances, exercent encore sur l'organisme malade des modifications salutaires. Sans doute, les agréments de la campagne, l'éloignement momentané des affaires et des inquiétudes de la vie sociale sont d'heureux auxiliaires, mais nous demanderons à ceux qui persistent à ne voir dans les bons effets des eaux minérales que le résultat d'influences purement morales, si les charmes d'un beau site, les plaisirs de *la saison*, suffisent pour guérir des paralysies et des rhumatismes chroniques; comment encore ils expliqueront la cure singulière que subissent à certaines sources, à Cauterets et à Tarbes, par exemple, les chevaux poussifs des haras voisins; et pourquoi l'on remarque à Vichy que les bœufs et les bestiaux vont s'abreuver de préférence à l'eau des sources, dont ils se trouvent comme plus vigoureux et mieux portants (1).

Forcés de reconnaître que la distraction et le changement de climat ne rendent pas raison des succès obtenus par l'usage des sources sanitaires, les détracteurs de ces agents curatifs attribuent encore ces résultats uniquement à l'eau proprement dite que ce traitement introduit dans l'économie, mais un grand nombre d'exemples fâcheux sont venus prouver combien il est funeste d'envisager les eaux comme des remèdes indifférents sans puissance intrinsèque, sans valeur spéciale; certaines sources sont en effet tellement actives qu'on n'en fait pas usage impunément quand elles sont contre-indiquées; ainsi les constitutions pléthoriques et disposées à l'apoplexie feront sagement de s'abstenir des eaux de Spa, par exemple; les eaux chaudes sulfureuses, salines et ferrugineuses sont nuisibles comme toniques et irritantes chez tous les malades qui ont la fibre délicate et très-sensible. Il en est de ces remèdes comme de tous ceux qui sont efficaces : ils sont très-utiles lorsqu'ils sont employés avec prudence et discernement; ils deviennent au contraire nuisibles, lorsqu'on les administre dans des cas où ils sont contre-indiqués; On a même vu souvent des individus sains être frappés d'accidents plus ou moins graves pour avoir bu des eaux par curiosité.

Bien loin que les substances qui entrent dans la composition des sources minérales perdent leurs propriétés médicamenteuses, ou qu'elles soient privées de leur activité, tout porte à croire que l'état de division extrême auquel elles se trouvent réduites, favorise leur assimilation, et que leur distribution plus intime dans les diverses parties du corps, modifie plus favorablement les altérations pathologiques des fluides de l'économie.

Le moyen âge, si prompt à rapporter les effets jugés alors inexplicables, à des causes occultes ou divines, considérait comme merveilleuses et surnaturelles plusieurs propriétés des eaux; mais il n'est plus de miracles dans la nature, et pour la science moderne, quelque triviale que puisse paraître cette manière de voir, une eau minérale n'est autre chose qu'une solution aqueuse de substances diverses. Les lois générales de l'affinité doivent nécessairement leur être applicables, et les forces qui régissent leur formation ainsi que leur existence, ne peuvent certainement différer de celles que nous trouvons agissantes dans l'ensemble des autres phénomènes de la nature inorganique.

Quant à la valeur que peut avoir l'analyse chimique pour le médecin, je ne crois plus nécessaire d'insister sur son importance; qu'il me soit toutefois permis d'observer que la détermination des principes d'une eau minérale peut toujours au moins servir de guide au praticien, par la raison que celle-ci est plus facile et plus prompte à exécuter que de poursuivre l'expérience de leur action sur le corps humain. Il me paraît indubitable au reste, que lorsque les analyses de deux eaux minérales exécutées par un chimiste habile, lui donnent des résultats qualitatifs et quantitatifs à peu près semblables, l'action de ces eaux sur l'organisme sera également à peu près la même, ou du moins ne pourra être tout à fait contraire; et de ceci déjà, doit résulter un immense avantage pour l'analyse, puisque l'empirisme ne peut fournir que des observations approximatives, tandis qu'en médecine pratique, il faut des données exactes et positives. On pourrait objecter à cela que des eaux minérales, quoique donnant à l'analyse des résultats à peu près semblables,

(1) Voyez *Is. Bourdon*, Guide aux eaux minérales.

peuvent dans leur composition primitive ou originaire, être fort différentes les unes des autres; sans nier la possibilité de ce fait, je rappellerai à ce sujet que les eaux minérales appartenant aux produits du règne inorganique, elles doivent participer de l'observation commune à tous les corps de ce règne, savoir : qu'en présence de rapports qualitatifs et quantitatifs semblables des mêmes éléments, se manifestent toujours des propriétés analogues, et par conséquent les mêmes effets sur l'organisme animal; il n'en serait pas de même au contraire relativement aux produits de la nature organique.

Parmi les nombreux principes que l'on rencontre dans les eaux minérales, les uns sont volatils, les autres sont fixes; l'oxygène, l'azote, l'acide carbonique, etc., appartiennent aux premiers; les composés salins et les matières extractives aux seconds.

De ces différentes substances dont l'analyse a constaté la présence dans les eaux de sources, les principales sont : parmi les gaz simples, l'oxygène, l'azote, l'hydrogène; parmi les acides, les acides carbonique, sulfureux, sulfurique, silicique, nitrique, borique, phosphorique.

Parmi les bases, la soude, la potasse, la chaux, la lithine, la magnésie, l'ammoniaque, la strontiane, l'alumine, les oxydes ferreux, manganeux, cuivreux, et en outre le chlore, l'iode, le brôme, le soufre, le fluor, ainsi que des matières complexes pseudo-organiques, telles que la barégine, et les acides crénique et apocrénique. Ces deux derniers acides qui dérivent de la composition des substances végétales se rencontrent ordinairement dans les sources ferrugineuses, tandis qu'un grand nombre d'eaux minérales, mais particulièrement les sulfureuses, produisent les filaments glaireux auxquels M. Longchamps a donné le nom de barégine, parce qu'il les observa d'abord à la source de Barrèges. Les eaux qui renferment des combinaisons d'azote, telles que l'acide nitrique ou l'ammoniaque, sont ordinairement celles des puits de grandes villes, et ces principes proviennent alors évidemment de la décomposition de matières animales.

Quant au groupement des différents corps que nous avons vus exister dans les eaux, et l'état salin auquel ils s'y trouvent, c'est le plus souvent à celui de carbonates de chaux, de magnésie, de soude, de potasse, de fer, de manganèse, de strontiane et d'ammoniaque; à ceux de borate de soude, de sulfhydrate de soude, de chaux, de magnésie, ou de fer; on y rencontre aussi les hyposulfates des mêmes bases provenant sans doute de la décomposition des sulfhydrates; les chlorhydrates de soude, de chaux, de potasse, de magnésie, de baryte, d'ammoniaque, d'alumine (rare), les nitrates de potasse, de chaux, de magnésie, de soude; les sulfates de soude, de chaux, de magnésie, d'alumine, d'ammoniaque, de potasse et d'alumine, de fer, de manganèse, de cuivre, les fluorhydrates de chaux, de baryte; les iodhydrates et bromhydrates de soude, de potasse, les phosphates de baryte, d'alumine, de fer, de chaux, et enfin les crénates et apocrénates de soude, de potasse et de fer. Toutefois il est encore douteux que ces principes existent réellement dans les eaux minérales au même état que les en sépare l'analyse chimique; la composition propre et originaire des sources paraît différer quelquefois de celle à laquelle elle nous apparaît, et nous aurons à discuter à la fin de notre travail cette intéressante question qui a excité les investigations d'un grand nombre de chimistes. Relativement à l'association des substances minéralisatrices ou de composés salins entre eux, bien que l'on ne puisse établir rien de constant et d'exclusif à cet égard, M. Kirwan a fait observer que l'on trouve ordinairement ensemble le carbonate et le sulfate calciques, la silice et les carbonates alcalins, le chlorhydrate de soude et celui de chaux. Le chlorhydrate de soude est toujours accompagné de sulfate de chaux, à moins qu'il n'y ait du carbonate sodique; le carbonate de magnésie est ordinairement accompagné de carbonate calcique; le carbonate sodique, de sulfate et de chlorhydrate de soude; le chlorhydrate et le sulfate magnésiques de chlorhydrate de soude, tandis que l'inverse de ces associations n'est pas également vrai. L'iode et le brôme se rencontrent rarement sans la concomittance du sel commun; enfin le sulfate calcique se trouve dans la plupart des sources, et accompagne tous les sels excepté le carbonate sodique; d'un autre côté, tandis que le chlorhydrate et le sulfate sodiques existent aussi pour ainsi dire dans toutes, le carbonate de strontiane, le phosphate d'alumine, par exemple, n'ont encore été signalés que dans un nombre très-restreint de sources. Il est aussi des principes qui s'excluent, tel est l'oxygène par rapport à l'acide sulfhydrique, et aux sulfures, et le carbonate de soude par rapport aux chlorhydrates et aux sulfates de chaux et de magnésie. Nous ferons remarquer encore que, tandis que les sources de Sedlitz, de Seidschutz, fournissent des eaux assez chargées de sulfate magnésique, les sources de la Lorraine et de la Franche-Comté des eaux assez riches en sulfate sodique, pour que l'on puisse extraire ces sulfates par l'évaporation, c'est à peine si les eaux les plus chargées de sulfure de sodium en renferment 1/12000.

Quelque nombreuses que paraissent les substances que les eaux minérales renferment en dissolution, on conçoit l'existence de matières si différentes, quand on considère l'extrême variété de composition des terrains qu'elles traversent, et l'étendue de leur pouvoir dissolvant qu'augmentent encore la température élevée qu'elles rencontrent au sein de la terre, et la pression que quelques-unes y éprouvent. Ces diverses substances comme nous venons de le voir, n'existent pas indistinctement dans toutes les sources; la même eau contient rarement plus de huit à dix principes minéralisateurs dont les proportions sont quelquefois assez limitées pour que quelques-uns puissent échapper à l'analyse. Dans ce cas, on peut arriver à déterminer ces corps avec beaucoup plus d'exactitude, lorsqu'on parvient à se procurer les dépôts que certaines eaux minérales, les eaux carbonatées surtout, déposent souvent en grande abondance à l'endroit où la source entre en contact avec l'air atmosphérique. Ces sortes de tufs ressemblent parfaitement quant à la composition, au résidu insoluble que l'on obtiendrait en évaporant l'eau jusqu'à siccité; il est donc essentiel quand on a la faculté de se procurer ces dépôts, de les soumettre à l'analyse qui permet alors de calculer tous les principes constituants de l'eau minérale, même les plus rares. C'est par ce moyen, que Berzélius a le premier signalé dans certaines sources, la strontiane et la lithine dont on n'avait jusque-là nullement soupçonné la présence; on voit donc déjà comment on a pu prétendre qu'il existe des sources extrêmement salutaires et d'une réputation éprouvée sans que pourtant on y ait reconnu de substance virtuelle; nous sommes convaincu que dans ces mêmes sources, un chimiste habile avec les ressources que lui offrent les progrès de la science, parviendrait à découvrir quelques principes qui avaient échappé aux précédentes analyses. Ces considérations et d'autres que nous verrons par la suite, justifient pleinement notre avis, que l'on ne parvient à bien connaître la nature d'une eau minérale qu'en l'étudiant avec attention à la source même, et en tenant compte des moindres observations que l'on pourra recueillir.

Quelques eaux minérales se recouvrent d'une pellicule blanchâtre qui provient le plus souvent de la chaux que l'acide carbonique laisse insoluble. D'autres fois encore le fer s'oxyde de plus en plus à mesure que l'acide carbonique abandonne l'eau qui contenait ce métal en solution à l'état de proto-sel, et c'est ce qui fait que différentes sources sont comme rouillées et irisées à leur surface.

Un autre phénomène provenant des mêmes causes, est ce dépôt calcaire ou ocracé qui occupe le fond des bassins de quelques sources et forme des assises souvent considérables; une grande partie des villes de Carlsbad en Bohême, et de

Vichy en France, est bâtie sur l'espèce de croûte ou de travertin formé par les sédiments des eaux graduellement accumulés. C'est un fait digne de remarque, que l'abondance avec laquelle se sont formés ces dépôts de certaines sources ; il en est qui ont amené au jour de si grandes quantités de matières que le sol en est couvert sur une immense étendue. La silice et le carbonate de chaux sont les corps prédominants dans ces créations complexes des eaux minérales ; et le dernier surtout forme les dépôts les plus puissants et les plus nombreux ; on cite comme l'un des plus remarquables et des plus singuliers par la forme, le pont de Saint-Allyre à Clermont-Ferrand, qui a 240 pieds de long, et forme une arche assez élevée. C'est aux eaux minérales, qui semblent, d'après les témoignages géologiques, avoir joué un rôle fort important dans la structure de la terre, qu'il faut rapporter la formation de ces couches immenses de calcaire, de ces amas de fer hydroxydé et peut-être encore celle des énormes dépôts de sel gemme qui s'y rencontrent. Ces grandes assises sédimenteuses paraissent avoir été déposées sous les eaux, alors qu'excessivement saturées de différents principes puisés au sein de notre planète, elles affluaient continuellement par de nombreuses fissures du dedans au dehors de la terre ; n'est-il pas à supposer en effet que pendant les périodes primitives, l'action des eaux thermales devait être beaucoup plus active, à cause de l'énorme condensation de vapeurs qui a dû se produire lors d'un refroidissement suffisant, et des communications beaucoup plus faciles et plus immédiates de l'extérieur du globe avec la sphère d'activité des phénomènes volcaniques. Dès lors, l'émission de l'eau condensée et chargée de différentes matières s'opérant avec une activité prodigieuse, les sources devaient être bien plus abondantes et plus riches qu'elles ne le sont aujourd'hui. Et ici encore, nous demeurons confondus devant l'admirable enchaînement des phénomènes de la nature, lorsque d'un point de vue plus philosophique, nous considérons que ces eaux par leur température et leur influence vivifiante, étaient destinées à favoriser la vigoureuse végétation de ces forêts de monocotylédones gigantesques dont le développement devait purifier l'air en éliminant l'énorme quantité d'acide carbonique répandu dans l'atmosphère par la primitive incandescence de notre globe.

Nous distribuons les eaux minérales en cinq classes, à raison des principes qui prédominent en elles :

1° Eaux gazeuses acidules ;
2° Eaux alcalines ;
3° Eaux ferrugineuses ;
4° Eaux sulfureuses ;
5° Eaux salines.

Cette division ne peut toutefois être arrêtée à une délimitation stricte et rigoureuse, puisqu'il y a des sources dont la composition est en quelque sorte intermédiaire et qui appartiennent presque indifféremment à l'une ou à l'autre de ces classes; mais la méthode simplifie nos connaissances et une classification rend plus facile l'étude des propriétés générales des eaux. Quant aux subdivisions en genres et en espèces, que des auteurs ont établies pour chacune de ces classes, elles nous semblent de médiocre utilité, car elles ne modifient pas notablement les applications thérapeutiques.

Nous allons indiquer sommairement les caractères de chacun de nos groupes.

1°. Les eaux acidules ou gazeuses qui ont également reçu le nom de mousseuses, de carboniques, et fort mal à propos celui de spiritueuses, sont assez répandues dans différentes contrées, mais particulièrement dans les terrains volcaniques, tels que l'Auvergne en France et l'Eifel en Allemagne, contrées qui ont entre elles les plus grands rapports relativement à leur origine ignée. Ces eaux sont plus ou moins pétillantes et aigrelettes ; elles perlent lorsqu'on les transvase, à la manière des vins mousseux. A la source elles offrent des bulles à leur surface, et affectent assez souvent un bouillonnement perpétuel qui devient plus fort quand le temps est orageux. Chaudes ou froides, elles perdent le gaz qui les imprègne et avec lui leurs qualités distinctives, aussitôt qu'on les soumet à une chaleur légère, et même à la température ordinaire. Outre le gaz carbonique auquel les eaux mousseuses doivent leurs principales propriétés, elles contiennent ordinairement des carbonates terreux, du carbonate de soude, du sel marin et assez souvent du carbonate ou du sulfate de fer.

L'acide carbonique est de tous les acides et des corps gazeux celui qui se rencontre le plus fréquemment dans les eaux minérales. Ce gaz existe dans certaines sources, en quantité suffisante pour déterminer chez quelques buveurs intrépides ou affaiblis par les maladies, un effet analogue à celui du champagne mousseux ; ces eaux produisent quelquefois des congestions cérébrales à la manière de ce vin. Prises en grande quantité, les eaux gazeuses portent à la tête et occasionnent une espèce d'ivresse, ou une envie de dormir qu'éprouvent souvent dans le milieu de la journée ceux qui boivent de ces eaux ; c'est pourquoi les individus sanguins, disposés aux congestions ne doivent en faire usage qu'avec réserve et circonspection. Dans plusieurs sources, l'acide carbonique se dégage en telle abondance qu'il occasionne un bouillonnement continuel, par le pétillement des bulles qui s'en échappent en grande quantité et particulièrement lorsqu'il y a de l'orage ; c'est au point que dans certaines localités, on interdit l'accès des bains, lorsque l'atmosphère est fortement électrique, dans la crainte très-légitime d'une asphyxie, accident qui n'est pas sans exemples aux lieux où existent ces sources ; il en est même qui exhalent le gaz carbonique en telle quantité que l'atmosphère environnante est mortelle pour les animaux.

Les eaux de cette classe constituent un médicament précieux contre les maladies chroniques des poumons, les engorgements du foie, les affections des reins ou de la vessie. Leurs vertus médicinales sont dues particulièrement à la forte proportion de gaz acide carbonique qu'elles recèlent et comme ce fluide élastique exerce une action sédative sur le système nerveux et modère la sensibilité, il en résulte que ces eaux sont généralement favorables aux personnes d'un tempérament sec et bilieux. Prises à l'intérieur dans l'état de santé, elles sont excellentes pour calmer la soif et forment une boisson hygiénique rafraîchissante, très-salubre surtout pendant les chaleurs de l'été à cause de l'acide qu'elles renferment et qui communique en effet à ces eaux une légère saveur aigrelette fort agréable, qui leur a valu leur nom d'acidules.

2° Les eaux alcalines ont été confondues par la plupart des auteurs avec les eaux acidules gazeuses ; mais les propriétés et les caractères de ces sources sont assez tranchés pour qu'on puisse en faire une classe à part ; on pourrait leur donner encore la désignation de volcaniques, à cause des connexions étroites qui semblent rattacher leur formation aux phénomènes ignés avec lesquels elles paraissent se rallier d'autant plus intimement, qu'elles ne prennent origine que dans les terrains volcaniques. Ces eaux ont la propriété, à cause des principes alcalins qui prédominent en elles, de changer la constitution des liquides et des solides de l'économie ; elles diminuent la plasticité du sang, et rendent plus fluides nos humeurs ; elles exercent une action spéciale sur le système glanduleux, sur la lymphe, la bile qu'elles tendent à résoudre en les rendant plus liquides. On les emploie avec succès contre la gravelle, parce qu'en dissolvant le mucus qui unit les couches des calculs, ces eaux opèrent leur désagrégation et les réduisent en fragments assez petits pour être expulsés naturellement. La faculté qu'elles possèdent de diminuer la coagulation du sang doit les faire proscrire au contraire dans l'hydropisie, et en général dans les maladies qui sont l'effet d'une trop grande ténuité ou dissolution du sang.

Ces eaux sont chaudes ou froides; elles sont limpides et inodores, ont une saveur lixivielle très-légère et recèlent une plus ou moins grande quantité d'acide carbonique ainsi que plusieurs substances salines, parmi lesquelles on distingue la soude carbonatée, qui s'y trouve souvent en excès ; le papier de curcuma prend sous son influence une teinte rouge plus ou moins foncée, suivant la quantité de ce dernier principe.

Parmi les eaux de ce groupe qui contiennent le carbonate sodique en plus grande quantité, nous citerons celles de Fachingen en Allemagne, et de Bilin en Bohême. En France, plusieurs sources surpassent encore les précédentes relativement à leur contenance en carbonate alcalin : telles sont celles de St.-Nectaire, de Vichy et de Vals ; cette dernière peut même être considerée comme la plus riche qui ait été jusqu'à présent observée. L'effervescence que produisent ces eaux lorsqu'on y ajoute du vin s'explique facilement par la décomposition qu'éprouve le sel carbonaté en présence de l'acide tartrique de cette liqueur ; voilà pourquoi un vin affecté même d'une certaine touche d'aigreur forme encore une boisson fort agréable et très-rafraîchissante avec l'eau de Fachingen ou de Vichy.

Qu'on nous permette à ce propos une autre observation applicable aussi en partie aux eaux alcalines. Il est généralement d'usage en Allemagne de couper, avec des vins blancs du Rhin ou de la Moselle, un grand nombre d'eaux minérales usitées en boisson ; quelques-unes d'entre elles prennent au bout d'un certain temps de contact avec ces liqueurs une coloration d'un noir violet souvent très-prononcée. Nous nous sommes convaincu, par des expériences, que ce phénomène ne dépend nullement, comme on serait tenté de le supposer, du fer que contiendrait ou le vin ou l'eau ; car dans le premier cas, la quantité de ce métal est la plupart du temps beaucoup trop faible pour qu'elle puisse être précipitée par le carbonate sodique que renfermerait l'eau minérale, alors que des réactifs bien plus sensibles, tels que la teinture de noix de galle, etc., n'amènent aucune réaction, et que le cyanure de potassium et de fer réagit à peine; le second cas ne peut être admis avec plus d'avantage, par la raison que cette action a lieu quand bien même, avec des eaux qui ne sont nullement ferrugineuses. Ce phénomène doit évidemment être attribué qu'à l'alumine tenue en dissolution par l'acide du vin et qui en est précipitée par la soude, en même temps que la matière colorante et un minimum de fer. La réaction est donc ici la même que lorsqu'après avoir ajouté de l'alun à du vin, on en précipite ensuite l'alumine au moyen d'un carbonnate alcalin ; la matière colorante est dans ce cas également entraînée, et il se forme une véritable laque. Disons ici en passant, que la présence de l'alumine (et de la magnésie), dans les vins de Moselle et dans certains vins du Rhin, tel que le Markebrünner, n'a rien qui puisse paraître étrange, puisque la plupart des vignobles qui les produisent croissent dans l'argile schisteuse. Nous ajouterons encore cette remarque pratique, que la coloration foncée que prend le mélange de certaines eaux minérales avec quelques vins blancs, ne présage aucun caractère fâcheux ni pour l'un, ni pour l'autre ; au contraire, lorsqu'une eau noircit le vin de Moselle, elle renferme évidemment du carbonate sodique, principe que l'on y recherche de préférence, et atteste d'un autre côté que le vin n'était pas affecté d'aigreur, par la raison que le trouble que nous avons observé ne peut se former que lorsque la liqueur ne renferme que peu d'acide libre ; de mauvais vins blancs aigris ne produiront pas ce phénomène, bien qu'ils puissent néanmoins, comme nous l'avons vu, devenir très-potables par leur mélange avec des eaux très-alcalines.

3° On donne le nom de ferrugineuses, de martiales, ou anciennement de chalybées aux eaux dans lesquelles le fer apparaît non comme ingrédient unique, mais comme principe prédominant. Aucune source ferrugineuse n'est en même temps thermale; ces eaux sont souvent limpides, mais quelquefois comme voilées d'une pellicule irisée à la surface, ocreuses dans leur profondeur, et laissant la plupart des traînées rouges ou jaunes partout où elles coulent. Elles ont un goût métallique et quelquefois styptique, qui saisit désagréablement le palais ; l'odeur ferrugineuse en est souvent pénétrante, mais surtout quand le temps est orageux et que l'électricité est abondante ; d'autres fois cette odeur est comme sulfureuse, alors que des débris végétaux se trouvent dans le réservoir ; ce dernier phénomène tient, comme nous l'expliquerons, à une modification que subissent les particules métalliques de la part des éléments organiques. Les eaux ferrugineuses sont les plus répandues ; on en rencontre dans toutes les contrées ; elles proviennent des terrains de transition ou secondaires ; aussi peut-on observer qu'on ne rencontre que des sources thermales d'une nature équivoque et de médiocre force, là ou existent en même temps, une ou plusieurs sources ferrugineuses pures. Les eaux sulfureuses, au contraire, paraissent avoir leur origine dans les terrains primordiaux, aussi ne les trouve-t-on avec des caractères bien tranchés que dans le voisinage des plus hautes montagnes. Les sources ferrugineuses, quoique très-multipliées, sont néanmoins plus isolées les unes des autres, que les autres espèces d'eaux, et on ne les rencontre pas aussi souvent que ces dernières groupées en grand nombre dans un espace de peu d'étendue.

Beaucoup de sources ferrugineuses renferment de l'acide crénique qui se précipite au contact atmosphérique, à l'état de crénate ferrique, et l'on peut dire que cette matière organique ainsi que l'acide apocrénique est aussi ordinaire à cette espèce d'eaux, que la barégine l'est aux eaux sulfureuses. Cette dernière substance n'est pourtant pas aussi exclusive aux sources hépatiques, et se rencontre également quoique beaucoup plus rarement et en quantité toujours moindre, dans les autres espèces d'eaux ; elle est la plupart du temps formée par la conferve décrite par M. Fontan, sous le nom de *sulfuraire*.

Les eaux ferrugineuses portent principalement leur action sur le système sanguin, elles activent l'hématose et provoquent la tonicité des tissus ; il est certain que la combinaison du fer avec les acides carbonique, sulfurique, crénique, imprime à ce métal une assez grande modification, pour que son action tonique en soit accrue, mais il est en même temps probable que les autres principes constitutifs et surtout les sels alcalins de l'eau minérale, en facilitant la dissolution du fer dans les liquides de l'organisme, le rendent plus assimilable et augmentent son étendue d'action. C'est ce qui explique pourquoi des atonies languissantes, des chloroses débiles, que les préparations de fer les plus variées n'avaient pu vaincre, ont été promptement guéries par l'usage des sources ferrugineuses. On ne peut disconvenir toutefois que la vertu bienfaisante de ces eaux, prises sur les lieux, est singulièrement aidée par les circonstances hygiéniques concomitantes. La plus remarquable sans contredit des sources de cette espèce est celle de Crausac (Aveyron); elle contient par litre d'eau plus d'un gramme de sulfate de fer et autant de sulfate de manganèse, ainsi que l'ont démontré les épreuves analytiques de MM. O. Henry et Poumarède.

4° Les eaux sulfureuses tirent leur nom de l'acide sulfhydrique (gaz hydrogène sulfuré), qu'elles contiennent en quantité plus ou moins considérable, soit libre soit combiné à une base; elles sont presque toujours thermales, il en est peu de froides; c'est particulièrement dans les terrains granitiques que se rencontrent les eaux sulfureuses que l'on a aussi appelées hépatiques ; elles sont excessivement abondantes dans les Pyrénées. Ces eaux ternissent les métaux blancs (plomb, bismuth, argent) qu'on y maintient plongés, en les jaunissant d'abord la plupart ; — elles forment dans la solution des sels mercuriels un précipité noir. La plupart des sources sulfureuses renferment un véritable sulfure alcalin, auquel s'unissent presque toujours comme nous l'avons déjà vu, de la barégine, de l'azote, du gaz hydrogène sulfuré libre, et de plus, différents sels dont la nature et la dose varient de l'une à l'autre ; bien qu'en général on puisse dire que les eaux hépathiques, riches en principes élastiques, soient peu chargées de substances fixes, elles n'en sont cependant pas moins salutaires, car les sources sulfureuses qui ne récèlent que peu de principes fixes sont les plus estimées. Telles sont celles si vantées de Barèges, de Cauterets et de Bagnères de Luchon, en France.

Les eaux sulfureuses se décomposent facilement lorsqu'elles sont exposées à l'air. Le sulfhydrate se transforme alors en hyposulfite ; ou une partie de l'hydrogène sulfuré en devenant libre se combine avec l'oxygène de l'air et donne naissance à de l'eau et à du soufre, que la chaleur thermale de la source sublime souvent aux parois des rochers voisins, ou à la voûte des conduits qui l'amènent. C'est dans de semblables occurences que la plupart de ces eaux déposent manifestement du soufre réduit.

Les eaux sulfureuses sont plus ou moins excitantes ; elles stimulent l'organisme, réagissent vivement sur la peau qui devient le siége d'une dérivation continuelle, et conviennent principalement dans les dermatoses; prises en boisson, ces eaux sont utiles dans la plupart des affections qui dépendent d'une atonie des viscères digestifs. Personne n'ignore combien les sources hépathiques usitées en bains ou en douches sont renommées encore pour la guérison des anciens ulcères, des trajets fistuleux , des vieilles plaies d'armes à feu , et des rétractions des muscles, ou des tendons. Les eaux sulfureuses offrant la plupart une amertume particulière, jointe à l'odeur fétide et désagréable qu'elles exhalent, sont plus employées à l'extérieur, qu'en boisson. Au contraire des eaux salines, qui sèchent la peau et la rendent rude et âpre au toucher, celles-ci presque toutes douces à la main et comme onctueuses, à raison de la barégine qu'elles renferment, adoucissent l'épiderme ; elles laissent sur la peau qu'elles détergent et assouplissent tout en la blanchissant, l'impression d'un velouté bien supérieur à celui que prête l'office trop souvent perfide des divers cosmétiques dont on abuse, et ravivent chez les femmes qui furent jeunes, l'éclat terni de leur printemps et la fraîcheur si fugace du teint. C'est donc auprès de ces sources bienfaisantes que les beautés que commencent à voiler quelques rides iront dissiper la cause si commune et trop peu comprise de leur mélancolie !

5° On appelle salines, celle des eaux minérales qui n'étant ni sulfureuses, ni ferrugineuses, ni chargées d'assez d'acide carbonique pour mousser, et qui enfin n'étant pas alcalines, renferment des doses variées de différents sels, parmi lesquels, à l'exception des eaux purgatives , il ne s'en trouve aucun en prédominance. La plupart des eaux salines sont thermales, et participent assez de l'eau de la mer par la saveur et la composition, ce qui, dans quelques cas, autoriserait à penser qu'elles sont dues à des infiltrations sous-marines de l'Océan. Cette espèce d'eau est assez commune en Angleterre.

Les eaux salines renferment en général une quantité assez considérable de substances fixes, parmi lesquelles on remarque les chlorures de sodium , calcium , magnésium , le sulfate de soude, des iodures, des bromures, et des traces de fer. Ces substances se trouvent à la dose de cinq à neuf grammes par litre d'eau dans les sources de Balaruc et de Bourbonne, par exemple (France), et à celle de 37 à 40 grammes par litre dans l'eau de la mer qui peut être considérée comme le type des eaux minérales salines. Quelquefois on rencontre dans ces eaux des substances terreuses et bitumineuses , mais assez rarement des principes gazeux ; en général elles sont plus pesantes que les eaux ordinaires, leur saveur est aussi variable que leur composition ; elle est tantôt amère, tontôt fraîche, tantôt piquante ; on conçoit d'après cela que leur indication thérapeutique soit tout aussi variée. La plupart toutefois sont éminemment stimulantes et leur action médicale est quelquefois si énergique, qu'elle peut être salutaire ou funeste suivant que leur administration est dirigée par une sage expérience ou par une pratique routinière.

Analyse. — Première partie.

La détermination des différents principes que renferment les eaux minérales constitue leur analyse, opération d'un intérêt d'autant plus immédiat que c'est sur elle que doit reposer l'emploi thérapeutique des sources sanitaires. L'analyse des eaux minérales plus que toute autre, exige de la part du chimiste une attention délicate et une manipulation habile, à cause des substances complexes ou fugaces qu'elles tiennent en dissolution, et des proportions presque imperceptibles dans lesquelles ces principes peuvent s'y rencontrer.

Les recherches relatives à ces éléments minéralisateurs, comme toutes les opérations du même genre s'exécutent de deux manières : 1° par la détermination simple des substances qui se trouvent dans une eau minérale ; 2° par l'évaluation numérique de ces mêmes principes. Nous nous occuperons d'abord de la première série d'expériences qui constitue l'analyse qualitative, réservant pour une seconde partie l'analyse quantitative.

Lorsqu'on procède à l'examen d'une eau minérale ; — après avoir pris quelques détails sur la nature du terrain dont elle sourd, et qui l'environne, il est nécessaire de consigner les principaux caractères extérieurs de l'eau elle-même, tels que sa couleur, sa saveur, son odeur, ainsi que l'aspect du réservoir et des canaux qu'elle parcourt.

Sa pesanteur spécifique se détermine en même temps que l'on mesure exactement la quantité destinée à l'analyse ; dans ce but on se sert d'un flacon garni d'un bouchon rodé à l'émeri, dont la capacité est connue et qu'on sait contenir tant d'eau distillée à une certaine température. On emplit le flacon avec l'eau minérale qu'on veut examiner et on le pèse ; par là on apprend quelle est la densité de cette eau ; on emploie le même flacon pendant toute la durée du travail, non-seulement pour découvrir les quantités de principes fixes que contient le volume d'eau minérale sur lequel on opère, mais encore, pour déterminer à part l'un ou l'autre des principes de cette eau dans une quantité connue de liquide. Quand l'eau minérale contient beaucoup de gaz, avant de déterminer sa pesanteur spécifique, on la laisse tranquille dans un vase ouvert jusqu'à ce qu'il ne se dépose plus de bulles sur la paroi interne du vaisseau. On devra avoir soin de dégager par de légères secousses, les perles gazeuses qui pourraient adhérer à l'intérieur du flacon, et d'adapter le bouchon de manière à ce qu'il ne reste pas de bulle d'air.

On déterminera également la température de la source, ainsi que celle de l'atmosphère ambiante à divers moments de la journée, et s'il se peut à différentes époques de l'année, afin d'en connaître exactement la moyenne ; ces observations préliminaires recueillies, on passe à l'examen chimique proprement dit. Le transport et le contact prolongé de l'air étant, comme nous le prouverons, susceptibles d'altérer profondément la composition des eaux minérales, leur analyse devra se faire sur les lieux, mais s'il n'était pas possible d'exécuter les recherches à la source même, on fera remplir avec toutes les précautions que nous ferons connaître, de l'eau dont on veut étudier les qualités, quelques flacons de verre blanc, fermant hermétiquement au moyen de bouchons à l'émeri, ils seront coiffés d'une vessie, ficelés et cachetés par la personne qui les expédie ; ces vases seront en outre entourés d'un papier noir ou de tout autre corps qui intercepte la lumière ; et l'on entreprendra l'analyse le plus tôt possible.

ESSAIS RELATIFS AUX CORPS GAZEUX.

L'ébullition fournit le moyen de dégager des liquides qui nous occupent, tous les gaz libres ou à demi combinés qu'ils peuvent renfermer. La plupart se dissipent même en partie à la température et sous la pression atmosphérique ordinaires. Nous examinerons au chapitre de l'analyse quantitative, comment on isole ces différents corps gazeux les uns des autres, pour déterminer leurs proportions relatives; mais toujours pourrons-nous dire d'avance, que lorsque des bulles s'échappent périodiquement ou d'une manière continue d'une source minérale, en y formant un bouillonnement plus ou moins violent, il faudra en conclure qu'elle est saturée de gaz, qui se dégagent en échappant à la pression qu'ils supportaient au sein de la terre.

Dans la presque généralité des cas ce dégagement est formé par de l'acide carbonique; — quelques eaux exhalent aussi de l'acide sulfhydrique, et ces deux gaz, le dernier surtout, peuvent se trouver mêlés encore d'azote, mais toujours en faible proportion. Il arrive aussi, quoique plus rarement, que dans certaines sources, l'on rencontre une certaine quantité d'oxygène.

L'acide carbonique est facilement reconnaissable dans une source minérale aux caractères que nous avons déjà indiqués : au pétillement qu'il détermine dans le réservoir, à la titillation légèrement piquante qu'il produit sur la muqueuse nasale, de même qu'à la saveur aigrelette qu'il communique à ces eaux qui sont de préférence employées en boisson. Pour s'assurer promptement de la richesse approximative en acide carbonique d'une source de cette nature, on en emplit une bouteille, à peu près à la moitié de sa contenance, et on l'agite fortement en la tenant bouchée avec le pouce; le liquide perle en moussant, et lorsque le gaz carbonique est en grande proportion un léger bruit explosif a lieu lorsqu'on débouche le vase. Les sources acidules les plus célèbres, sont celles de Selters dans le duché de Nassau, et de Pyrmont en Westphalie.—Ces dernières renferment jusqu'à 15 grains d'acide carbonique libre par litre d'eau.

Une eau qui contient de l'acide carbonique en excès, rougit légèrement la teinture de tournesol récemment préparée; lorsque ce réactif mêlé à une quantité égale à la sienne d'eau minérale préalablement bouillie n'y détermine plus la coloration rouge qu'elle produisait dans l'eau fraîche, c'est une preuve certaine qu'elle était due à de l'acide carbonique libre; s'il n'y a que des bicarbonates sans excès d'acide le tournesol ne rougit point. Lorsque l'eau rougie se rapproche du bleu par l'addition de quelques gouttes du réactif, c'est un signe que l'acide quel qu'il soit ne s'y trouve qu'en fort petite quantité; une couleur persistante qui ne disparaît pas après 10 ou 12 heures, dénoterait la présence d'un acide fixe; les eaux de cette espèce ne sont qu'en très-petit nombre et ne se rencontrent guère qu'au voisinage des volcans, ou des cratères récemment éteints : tel est le lac acide du Mont-Idienne à Java, le Rio-Vinagre dans l'Amérique du Sud, etc. L'acide qu'elles renferment est alors le chlorhydrique ou le sulfurique, et plus rarement l'acide borique; ce dernier n'a été jusqu'à présent rencontré que dans quelques eaux de l'Italie et particulièrement en Piémont et dans les lagoni de la Toscane, il provient évidemment de l'activité volcanique qui règne dans les profondeurs. Dans l'absence des phénomènes produits par le tournesol, il peut arriver que la teinture de fernambouc annonce par une teinte qui varie du jaune-rouge au rouge intense, la présence d'un alcali ou d'un carbonate terreux.

Les eaux sulfureuses, communes surtout dans les Pyrénées orientales, dégagent assez souvent, en même temps que de l'acide sulfhydrique, des vapeurs carboniques. Le premier de ces gaz est suffisamment trahi dans les sources de ce genre, par l'odeur et la saveur d'œufs gâtés qui le caractérisent; mais lorsqu'il est en très-petite quantité, sa présence ne devient appréciable à l'odorat qu'après que l'on a agité l'eau dans un vase, afin de dégager le gaz qu'elle renferme, comme nous l'avons indiqué pour l'acide carbonique. Ce seul indice pourrait néanmoins être trompeur, car un grand nombre d'eaux ferrugineuses, ou dans lesquelles se corrompent des matières organiques dégagent accidentellement une odeur semblable; les eaux sulfureuses perdent du reste leur odeur caractéristique et la plupart de leurs propriétés par une longue exposition à l'air, par suite de l'altération que l'oxygène de celui-ci fait éprouver aux sulfhydrates qu'elles contiennent ou même par le dégagement de l'acide sulfhydrique libre qui est remplacé par l'air atmosphérique; il n'est pas rare de voir se recouvrir la surface de ces sources d'une légère poussière sulfureuse, et les parois de leur réservoir en être jaunies. Le contact des eaux hydro-sulfurées noircit, comme nous l'avons déjà vu, l'argent, le plomb, l'étain et le mercure, et l'on peut se servir comme réactif, à la source, d'une pièce de monnaie blanche, que l'on tient plongée pendant quelque temps dans le liquide; elle se ternit bientôt et paraît quelquefois comme dorée par la formation d'une pellicule légère de sulfure argentique, lorsque de l'acide sulfhydrique est contenu en certaine quantité dans la source; on emploie aussi pour reconnaître ce gaz à l'état libre, des bandelettes de papier préalablement trempées dans une solution d'un sel de plomb ou de bismuth; ces papiers noircissent par la formation d'un sulfure. La même réaction se manifestera par le sulfate cuivrique, qui occasionne dans ces eaux un précipité noir de sulfure de cuivre; il convient de laisser ce sulfure se déposer dans un flacon bouché, et de le séparer au moyen de la filtration, pour se convaincre par la suite, de la présence dans la liqueur filtrée d'une combinaison de chlore que trahissent alors de la manière que nous verrons, les réactifs ordinaires. L'acide nitreux peut enfin déceler, même quand la quantité de soufre est peu considérable, la présence de l'acide qui nous occupe, ou d'un sulfhydrate en dissolution, par la formation d'un précipité de soufre réduit.

La présence de l'azote et de l'oxygène qui n'existent le plus souvent qu'en proportion très-faible dans les eaux minérales, ne peut être déterminée qu'en séparant ces gaz des acides carbonique ou sulfhydrique, auxquels ils se trouvent d'ordinaire mêlés; ce n'est que dans le courant de l'analyse exacte, c'est-à-dire par l'expérimentation quantitative, que l'on peut exécuter une détermination précise de ces différents gaz. Il est à remarquer que les deux corps que nous venons de voir n'existent jamais dans les eaux, tant minérales qu'atmosphériques, dans les mêmes rapports de mélange auxquels ils se trouvent dans l'atmosphère. L'air primitivement dissous par l'eau météorique, au contraire de celui que l'on retrouve dans les sources, est plus riche en oxygène que l'air libre; c'est ce que l'on remarque dans l'eau de pluie, avant qu'elle ait éprouvé le contact de substances organiques, ou même l'eau de puits laissée pendant un certain temps dans un verre ou une capsule à l'air; tandis que l'observation a démontré qu'une pareille eau qui avait séjourné dans un vaisseau en bois, perdait bientôt tout cet oxygène, que la matière végétale absorbait par érémacausie. Le même résultat a lieu lorsqu'on abandonne dans l'eau de la limaille de fer, par exemple. Ce métal s'emparant du principe électro-négatif, et l'eau absorbant toujours de l'air, au même degré de saturation, il doit en résulter une prédominance d'azote. C'est à des circonstances analogues que les sources doivent d'être plus pauvres en oxygène; ainsi aux sources de Paderborn (en Westphalie), dont les eaux s'échappent d'un terrain calcaire, on remarque un dégagement continuel de bulles gazeuses qui sont formées d'azote à peu près pur. Il est vraisemblable que ces eaux sont chargées avant leur ascension d'une grande quantité d'air, dans les profondeurs où elles doivent supporter une pression considérable, puisque la source du Pader jaillit avec tant de force, qu'à vingt pas de son origine, elle fait déjà mouvoir des moulins; ou que filtrant primitivement à travers un sol très-poreux , elles chassent devant elles l'air qui s'y rencontre logé et auquel la capillarité des conduits ne permet par de s'échapper. Selon toute apparence, cette eau abandonne ensuite son oxygène dans le cours de la veine, soit aux matières organiques qu'elle rencontre, soit peut-être encore à du fer ou des pyrites, dont il existe des exploitations dans la contrée, et absorbe de l'acide carbonique, en laissant s'échapper l'azote. Une absorption d'oxygène à peu près semblable a lieu encore dans plusieurs sources sulfureuses des Pyrénées; là l'oxygène que contenait l'eau est absorbé , partie par les composés sulfureux, partie par les matières organiques que renferment plus que toute autre cette espèce d'eau.

Quant à l'état auquel se trouve l'acide carbonique dans une eau minérale, il peut y exister sous trois modes différents.

1° Libre : sous cet état il se dissipe déjà peu à peu à la température ordinaire, lorsque l'eau reste exposée pendant quelque temps à l'air, en formant de petits globules gazeux qui s'attachent aux parois du vase et finissent par venir se perdre à la surface du liquide. Sa présence à cet état sera facilement appréciable à la source, par les caractères que nous avons précédemment donnés , et nous venons de voir que les eaux qui le contiennent en excès rougissent le tournesol , mais avec cette particularité, que la coloration acide du papier réactif que l'on y a plongé, disparaît à l'air au bout de quelque temps et vire de nouveau au bleu par la volatilisation de l'acide.

2° En demi-combinaison : dans cet état l'acide carbonique ne se dégage de l'eau qu'à la température de l'ébullition ; il forme les carbonates acides ou bicarbonates qui se rencontrent en abondance dans un grand nombre de sources où cet acide tient en dissolution les carbonates neutres insolubles de chaux, de magnésie, et les oxydules de fer et quelquefois de manganèse. Lorsqu'on soumet ces eaux à l'ébullition, les substances précitées se précipitent par le départ de l'acide carbonique à demi combiné ; dans ce cas la quantité d'acide dégagée par les terres est égale à celle que l'on obtiendrait par l'addition subséquente d'un acide, c'est-à-dire que le volume de l'acide à demi combiné est égal à celui de l'acide en combinaison parfaite. L'eau de chaux ajoutée en certaine quantité à l'eau minérale produit également la précipitation des carbonates précités ; si le précipité disparaît par l'addition d'un grand excès d'eau de la même source, c'est une preuve qu'il y a de l'acide carbonique libre ou du bicarbonate alcalin ; si l'eau minérale ne contient pas de bicarbonates alcalins, mais seulement des bicarbonates terreux (calcique et magnésique) sans acide carbonique libre, le précipité auquel l'eau de chaux donne naissance ne disparaît pas par l'addition d'une grande quantité d'eau minérale fraîche.

3° En combinaison complète : l'acide carbonique à cet état ne se dégage point par l'ébullition, il ne peut être séparé qu'au moyen d'un acide plus fort. Ainsi toute eau minérale qui, après avoir été soumise à l'ébullition, deviendra pétillante et gazeuse par l'addition des acides sulfurique ou nitrique, contient des carbonates simples ; si les bulles gazeuses ne se dégagent qu'à un certain état de concentration du liquide, les carbonates contenus seront alcalins.

D'après ce que nous venons de voir, il sera donc facile de connaître approximativement l'état auquel existe l'acide carbonique dans une eau minérale.

L'acide sulfhydrique peut, de même que l'acide précédent, exister dans les eaux sous trois états différents.

1° Libre , ce qui est rare : ces eaux perdent par une ébullition de quelques minutes dans un matras muni d'un tube recourbé que l'on fait plonger sous l'eau pour que l'air ne puisse réagir, leur odeur sulfureuse et la faculté de précipiter les solutions de plomb, de cuivre ou d'argent; elles ne conservent alors aucun des caractères que nous avons reconnus propres à indiquer l'acide sulfhydrique.

2° A l'état de demi combinaison : c'est-à-dire formant des sulfhydrates acides. Ces eaux soumises à l'ébullition dégagent des vapeurs susceptibles de noircir les sels de plomb ou de cuivre, et conservent la faculté de précipiter encore ces métaux après l'ébullition.

3° A l'état de combinaison parfaite : lorsque les eaux ne renferment que des sulfhydrates neutres, l'ébullition ne les prive pas de leurs propriétés premières, et leurs vapeurs, qu'on fait passer au travers d'une dissolution d'acétate plombique, ne la colorent pas sensiblement. Nous examinerons en traitant de la seconde partie de l'analyse, les moyens de déterminer l'état de l'acide sulfhydrique d'une manière beaucoup plus exacte, au moyen du sulfhydromètre dont M. Dupasquier a enrichi la science. Bien que la connaissance de l'état auquel se trouvent les acides que nous venons d'examiner ne soit pas strictement importante, elle peut dans certains cas être d'un certain intérêt.

ESSAIS RELATIFS AUX CORPS ÉLECTRO-NÉGATIFS NON GAZEUX.

Ces essais, de même que tous ceux qui nécessitent l'emploi des réactifs, se feront le plus commodément dans de petites éprouvettes, longues de quelques pouces, cylindriques et arrondies à leur partie inférieure, qui se placent dans un support percé de plusieurs trous; on remplira de l'eau fraîche à examiner une douzaine de ces tubes microchimiques, très-connus dans les laboratoires, et quelques autres de la même eau bouillie et filtrée, aux deux tiers environ de leur capacité. La forme de ces vases permet de reconnaître aisément les plus petites traces de précipités, et de suivre l'action des réactifs qu'on n'y introduit que goutte à goutte, et tant que se manifeste un phénomène. Un œil exercé peut même, d'après l'intensité de ces réactions, juger du plus ou moins d'abondance des diverses matières que nous avons vues exister dans les eaux, et pressentir en quelque sorte les résultats de l'analyse quantitative. Dans les essais qualitatifs que nous allons commencer, et qui n'offrent pas la moindre difficulté, il n'est pour ainsi dire aucun principe constituant pour lequel on ne fasse la recherche à part, sur l'une des petites quantités par lesquelles nous avons divisé une partie de l'eau minérale qu'il s'agit d'examiner.

Lorsque l'eau est riche en carbonates alcalins, et c'est alors, comme dans celle de Vichy en France, et de plusieurs sources de l'Eifel en Allemagne, le carbonate sodique, le papier jaune de curcuma prend, sous son influence, une coloration foncée qui peut varier depuis le jaune brun jusqu'au rouge : la proportion des carbonates est-elle faible, leur présence ne pourra être déterminée par ce réactif que dans une portion de l'eau minérale qui aura été bouillie, afin que la réaction ne soit pas neutralisée par l'acide carbonique en excès, ou dans une autre portion du liquide concentrée par évaporation. Si aucun phénomène ne se manifeste même après évaporation de la masse dans le produit de la dissolution ou du lavage du résidu par un peu d'eau distillée, on en conclura l'absence de carbonates alcalins. A-t-on au contraire reconnu leur présence, l'eau minérale ne pourra contenir dans ce cas aucun sel terreux à un autre état de combinaison qu'à celui de carbonate ; on ne devra donc pas s'attendre à y rencontrer alors ni chlorures terreux, ni sulfate calcique par exemple. Ce dernier cas, comme nous l'avons reconnu, ne doit pourtant pas se prendre dans un sens absolu, car de même que l'on n'obtient pas de précipité lorsqu'on verse une solution fort étendue de sulfate de chaux sur une solution également très-faible de carbonate alcalin, de même, il peut se faire qu'une très-petite quantité de sulfate calcique existe dans ces eaux en présence même de quantités également très-faibles de carbonates alcalins. Mais si l'on soumet une eau minérale de cette nature à l'évaporation, il arrive nécessairement qu'à un certain degré de concentration, le sulfate de chaux est décomposé par le carbonate alcalin qui précipite la chaux à l'état de carbonate neutre, et en continuant l'évaporation, le sulfate de soude formé se dépose en petits cristaux, facilement déterminables. Nous aurons occasion de reconnaître dans la suite l'importance de cette observation.

Si l'eau contient des carbonates alcalins, on ne peut, pour déceler la présence de l'acide sulfurique, employer immédiatement les sels barytiques, attendu que ces carbonates les décomposent de la même manière que les sulfates en formant une combinaison insoluble. Il faut dans ce cas traiter d'abord les eaux par quelques gouttes d'un acide, tel que l'acide acétique, qui n'ait sur la baryte aucune action précipitante, et transforme les carbonates en acétates que les sels de baryte ne sont plus susceptibles de troubler; l'acide nitrique pourrait être également employé. On ajoute l'acide en quantité suffisante pour que la liqueur rougisse faiblement le tournesol, afin de neutraliser parfaitement tous les carbonates alcalins, et l'on reconnaît ensuite la présence de l'acide sulfurique (ou des sulfates) par le trouble qu'y occasionne l'acétate ou le nitrate de baryte. La recherche de l'acide sulfurique peut se faire encore, en ajoutant à l'eau qui a bouilli, une certaine quantité de carbonate neutre de potasse ou de soude, qui y occasionne un trouble lorsque, outre les carbonates de chaux ou de magnésie, l'eau renferme encore des sulfates ou des chlorhydrates de ces mêmes bases.

La plupart des eaux des grandes villes contenant de l'acide nitrique, il est nécessaire lorsqu'on examine l'eau d'un puits, par exemple, d'en évaporer une partie, afin de rechercher si le résidu ne contient pas de combinaisons de cet acide. Dans ce but, on traite la masse restante par une très-petite quantité d'eau et après avoir ajouté à la liqueur de l'acide sulfurique concentré, on la traite par une dissolution de sulfate ferreux; la liqueur se colore en brun-noir lorsque de l'acide nitrique, fût-il même en très-petite quantité, y est contenu.

La détermination de l'acide silicique exige toujours l'évaporation d'une masse assez considérable d'eau. Après avoir concentré cette quantité jusqu'à 1/16 environ du volume primitif, on traite le résidu par l'acide chlorhydrique jusqu'à ce qu'il amène une réaction fortement acide, afin de dissoudre tous les sels qui se sont précipités, et l'on évapore la liqueur à siccité dans un creuset de platine; on traite ensuite de nouveau la masse sèche par l'acide chlorhydrique fortement étendu, qui laisse la silice seule insoluble. Il est fort peu d'eaux minérales dans lesquelles on ne puisse de cette manière découvrir des traces plus ou moins sensibles de ce corps, mais c'est particulièrement dans les thermales, qu'il se rencontre le plus abondamment, et lorsqu'il existe dans les sources ordinaires, c'est presque toujours comme débris d'animalcules infusoires à carapace siliceuse (bacillaires et navicules). On conçoit que les eaux qui jaillissent d'une grande profondeur comme les geiser de l'Islande, puissent à l'aide de la température élevée qu'elles possèdent et de la pression qu'elles supportent, agir fortement sur les roches et en extraire une plus grande quantité de principes que les sources froides. Nous sommes convaincu en outre, qu'une grande partie des alcalis qui se rencontrent dans certaines eaux minérales ont été dissous simultanément avec l'acide silicique à la faveur de ce corps, et enlevés aux roches qui les contenaient par une dégradation analogue à celle que subit le feldspath en se transformant en kaolin. Il nous paraît évident, d'après des considérations qui feront l'objet d'un travail séparé, que se trouvant primitivement à l'état de silicates solubles, les alcalis entraînés par les eaux, se transforment ensuite dans le parcours de la veine en carbonates, et abandonnent l'acide silicique à lui-même, sous l'influence de l'acide carbonique qui se dégage abondamment des parois de leurs canaux; nous aurons du reste encore occasion de revenir sur ce sujet qui nous éloigne quelque peu de nos recherches pratiques.

Reprenons-les par l'examen des essais relatifs aux corps simples qui jouent le rôle de principes électro-négatifs.

L'observation que nous avons faite à propos de la recherche de l'acide sulfurique est également applicable à celle du chlore qui existe dans un grand nombre d'eaux minérales à l'état de chlorure ou plutôt de chlorhydrate. Le nitrate argentique que l'on emploie comme réactif de ce corps est en effet décomposé par les carbonates alcalins aussi bien que par les chlorures métalliques. Dans ces circonstances, il est donc nécessaire, avant d'employer le sel d'argent, de décomposer et neutraliser les carbonates alcalins contenus dans l'eau, jusqu'à ce que celle-ci rougisse légèrement le tournesol, au moyen d'une petite quantité d'acide nitrique pur. On verse ensuite goutte à goutte, le nitrate d'argent, et on examine la réaction. Un précipité floconneux d'un blanc éclatant qui ne prend une teinte violacée et ne noircit qu'au contact de la lumière, indique la présence dans la source d'une combinaison de chlore. Le précipité se dépose-t-il dès le moment de la réaction avec une couleur brune ou noirâtre, on en conclura la présence d'une certaine quantité d'acide sulfhydrique ; a-t-il une nuance légèrement jaunâtre, dès l'abord, on aura lieu de soupçonner l'existence de traces d'iode ou de brôme que l'on rencontre le plus souvent accompagnant le chlorure de sodium, dans les eaux salines, comme par exemple celles de Kreutznach, et la source de Königsborn près de Unna. On peut se convaincre de la nature de ce sel, en le traitant à chaud par une petite quantité de potasse caustique pure, et en ajoutant au liquide un soluté d'amidon avec quelques gouttes d'acide sulfurique en excès ; la teinte bleue de l'iodure se manifeste de suite. Il peut se faire encore que lorsque l'eau renferme en même temps des matières organiques provenant de la décomposition de substances animales ou végétales, le sel argentique produise peu à peu un précipité violet, qui se dépose en flocons noirâtres. Une eau de cette nature contracte promptement une odeur désagréable et abandonnée à elle-même, dépose des flocons ou filaments blanchâtres. Le résidu de l'évaporation de ces eaux est toujours plus ou moins coloré, et dégage lorsqu'on le soumet à une forte chaleur, une odeur empyreumatique plus ou moins prononcée. Nous ajouterons enfin, pour l'usage pratique du réactif que nous venons d'employer, que l'on accélère la formation du précipité de chlorure argentique, en chauffant légèrement la liqueur qui s'éclaircit alors complétement en se dépouillant des particules insolubles qu'elle tenait en suspension.

Passons aux essais qui concernent l'iode et le brôme, dont la recherche est d'un grand intérêt dans l'analyse. L'existence de ces corps dans les eaux minérales est, en effet, un point important pour la thérapeutique ; c'est à leur présence que les sources de Kreutznach, près de Bingen, doivent leur juste réputation pour la guérison des engorgements des glandes. L'iode ainsi que le brôme ne se rencontrent pourtant que dans un nombre assez restreint d'eaux minérales, et n'existent presque exclusivement que dans celles de la mer et dans quelques salines d'une grande pesanteur spécifique ; ils y sont combinés à la potasse ou à la soude. Ces corps ne se trouvant presque jamais qu'en très-petite quantité, il faut pour procéder à leur recherche, évaporer un volume considérable d'eau, de manière qu'il ne reste plus qu'une eau-mère très-concentrée. On traite celle-ci par l'alcool et on sépare la portion non dissoute qui doit être de nouveau épuisée par une seconde lotion d'alcool. Les dissolutions alcooliques réunies, on évapore le menstrue à une chaleur très-ménagée, en ajoutant de temps en temps un peu d'eau, afin que les sels continuent de rester dissous. — On partage ensuite la liqueur en deux portions dont l'une est consacrée à la recherche de l'iode, l'autre à celle du brôme. On reconnaîtra la présence du premier au moyen d'une bouillie claire d'amidon ; ajoutant ensuite quelques gouttes d'acide sulfurique, en présence duquel l'iode se départ de ses combinaisons, il se forme un iodure d'amidon d'une couleur bleue plus ou moins foncée, selon sa quantité. Une solution palladique peut aussi indiquer les traces d'un iodure alcalin par la teinte brune qu'elle communique à l'eau minérale. On reconnaît la présence du brôme en introduisant la liqueur destinée à sa recherche dans un vase de verre blanc, susceptible d'être bien bouché, et l'on verse dessus assez d'éther pour qu'après que le tout a été secoué, celui-ci forme une couche de quelques lignes d'épaisseur au-dessus du liquide. On ajoute ensuite avec circonspection quelques gouttes d'eau de chlore ; on bouche le flacon et on l'agite. Après que l'éther s'est séparé, le brôme dont il s'est emparé lui donne une teinte brune ; ou s'il est peu abondant, une couleur jaunâtre : en l'absence du brôme, il demeure incolore.

Quant aux autres principes électro-négatifs qui n'existent que rarement ou en très-petite quantité dans une eau minérale, ce n'est guère que par une analyse quantitative complète que l'on peut en faire la détermination. Bien que cette opération appartienne par conséquent à la deuxième partie, et exige l'évaporation d'une quantité considérable de liquide, nous indiquerons succinctement les points généraux des procédés employés pour déceler leur présence. Le fluor, par exemple, qui appartient aux substances rares que l'on rencontre dans les eaux minérales, se reconnaît par la méthode ordinaire. Le résidu de l'évaporation d'une portion de l'eau, est recueilli dans un creuset de platine, traité par l'acide sulfurique et recouvert d'une lame de verre enduite d'une couche légère de cire sur laquelle ont été tracés à l'avance quelques caractères au moyen d'une pointe aiguë. Lorsque des vapeurs commencent à se dégager on dispose au-dessus d'elles le côté ciré, quand le dégagement aura cessé, on enlèvera la cire de la lame de verre sur laquelle les caractères primitivement tracés apparaîtront en mat, gravés par l'acide fluorhydrique qui s'est produit par la décomposition des sels qu'il forme. L'acide fluorique n'existe guère en l'absence de l'acide phosphorique, car ces deux acides s'accompagnent le plus souvent dans leurs combinaisons, et se rencontrent aussi d'ordinaire tous deux dans le même minéral. La présence de l'un fera donc soupçonner dans l'analyse d'une source l'existence de l'autre. Pour se convaincre que l'acide phosphorique est contenu dans une eau minérale, on commencera par en séparer exactement tous les sels terreux ; le liquide sera traité ensuite par le nitrate barytique qui formera au bout de quelque temps avec les sels phosphatiques, tels que le phosphate de soude, qui pourraient y être contenus, un précipité de phosphate de baryte qui peut être mélangé d'une plus ou moins grande quantité de sulfate ; le phosphate barytique se dissout dans l'acide nitrique en excès, et on le précipite ensuite de cette solution en vase clos au moyen de l'ammoniaque.

En suivant le plan méthodique que nous nous sommes tracé, nous arrivons à la détermination des différents corps basiques qui peuvent se trouver dans les eaux minérales, saturées par les divers principes électro-négatifs que nous venons d'examiner.

ESSAIS RELATIFS AUX CORPS ÉLECTRO-POSITIFS.

Toutes les bases, à l'exception de l'ammoniaque, étant des substances fixes, on peut, au moyen d'une simple évaporation, juger de leur plus ou moins d'abondance dans une eau minérale et par conséquent de la pureté relative de diverses sources, en comparant le résidu qu'elles laissent après l'évaporation d'un volume connu.

Lorsqu'une eau de source tient en dissolution des carbonates alcalins, elle ne peut, d'après ce qui a été dit, renfermer aucuns sels terreux autres que des carbonates. Et par la raison que les carbonates de chaux, de fer, etc., ne peuvent exister en dissolution dans ces eaux qu'à l'état de bicarbonates, qui, par l'ébullition, se décomposent en carbonates neutres ou en oxydes insolubles, il est évident que cette liqueur, après avoir été soumise à l'ébullition et filtrée, ne contiendra plus ces métaux et que leur précipitation l'en aura complétement dépouillée. Ce phénomène dont nous avons déjà parlé, se passe tous les jours sous nos yeux. L'encroûtement des vases dans lesquels on fait bouillir l'eau destinée aux usages domestiques, n'est dû qu'à cette décomposition dont il peut résulter de graves inconvénients. Lorsqu'on alimente, par exemple, les chaudières à vapeur avec des eaux de source, il se forme sur leurs parois un tuf calcaire qui, en se fendillant, peut occasionner l'explosion de la machine, par le contact subit de la vapeur ou du liquide sur ses parois fortement échauffées. Les eaux de cette nature ne peuvent, à cause de la précipitation des bases terreuses, être employées sans préjudices notables, dans les teintureries, les brasseries, les distilleries, les blanchisseries, et doivent être exclues de la plupart des opérations qui rendent si nécessaire l'emploi de l'eau ; elles sont également impropres à la coction des aliments, car elles produisent avec la matière azotée, ou albumine végétale de certains légumes, une combinaison calcaire analogue à celle qui s'opère dans quelques sources pétrifiantes, et forment à la surface de la substance organique une enveloppe coriace qui défend de la cuisson les parties internes. On a proposé, pour obvier à ces nombreux inconvénients, différents moyens plus ou moins satisfaisants, mais outre que la plupart ne peuvent être appliqués avec facilité dans toutes les circonstances, très-peu sont praticables en grand, sans frais assez élevés. Nous croyons avoir réussi de la manière la plus avantageuse et la plus facile pour la pratique, à rendre aux eaux des sources calcaires carbonatées, qui sont celles de presque tous les puits, l'utilité de l'eau de pluie ou de rivière, dans les diverses applications techniques où ce liquide est indispensable. Notre procédé consiste à ajouter à l'eau crue une quantité de chaux caustique, fraîchement éteinte, égale à la quantité de cette base dissoute à l'état de bicarbonate. L'hydrate de chaux pulvériforme, absorbant l'acide carbonique qui tenait le carbonate calcique neutre en dissolution, il doit en résulter la précipitation de toute la chaux à l'état de carbonate insoluble ou de craie. Mais comme la chaux caustique est en partie soluble dans l'eau, il faut éviter avec soin d'en ajouter en excès ; et il est facile aux personnes les moins expérimentées d'y réussir en se servant de papiers réactifs. L'eau convenablement traitée ne doit altérer la couleur ni du tournesol bleu, ni de celui qui aura été préalablement rougi. Lorsqu'une eau ne renferme pas de carbonates alcalins, on y rencontre ordinairement les bases terreuses combinées à des acides autres que l'acide carbonique, et la chaux s'y découvrira dans ce cas après aussi bien qu'avant l'ébullition.

La chaux peut être décelée de plusieurs manières. Quelques gouttes d'ammoniaque ou de tout autre alcali caustique versées dans l'eau minérale fraîche, en précipiteront cette base de sa combinaison avec l'acide carbonique. Toute contradictoire que puisse paraître au premier abord cette manière de procéder, d'après ce principe, que les terres alcalines ne sont point précipitées par les alcalis caustiques, nous remarquerons ici que les alcalis purs en s'emparant de l'excès d'acide carbonique qui constituait les terres à l'état de bicarbonates, déterminent, comme nous l'avons vu de la chaux libre, la précipitation de celles-ci à l'état de carbonates neutres tout à fait insolubles. Le carbonate neutre de potasse y produit même une réaction semblable par sa transformation en bicarbonate alcalin soluble, aux dépens des bicarbonates terreux qui, privés de leur dissolvant, se précipitent. L'eau de chaux peut également, d'après les principes que nous venons d'émettre, être employée à la constatation de sa propre base. Les eaux de baryte ou de strontiane agiraient encore de la même manière.

Il arrive quelquefois que le précipité blanc qu'occasionnent ces différents réactifs prend au bout de quelque temps une couleur brune ou jaunâtre qui indique alors la présence d'une certaine quantité de fer précipité à l'état d'oxyde ou celle de quelque substance organique extractive. Le carbonate calcique que l'ammoniaque, par exemple, précipite en plus grande abondance des eaux de puits, peut être accompagné d'autres substances en très-petite quantité ; notamment encore d'alumine, de strontiane et de chaux, combinées avec de l'acide phosphorique, et même de fluorure calcique. On évite la précipitation simultanée de la magnésie en versant préalablement un peu d'acide chlorhydrique dans l'eau minérale. Dans les eaux qui contiennent de l'acide carbonique libre en grande quantité, la réaction ne se détermine qu'après saturation complète de celui-ci. A cette raison se rapporte le phénomène que nous avons déjà mentionné, lorsqu'on traite certaines eaux minérales fraîches par une suffisante quantité d'eau de chaux ; il se forme un précipité de carbonate calcique qui se redissout lorsqu'on y ajoute une nouvelle quantité d'eau minérale ; l'acide carbonique que contient celle-ci à l'état de liberté, transforme de nouveau le carbonate neutre en un bicarbonate essentiellement soluble. Quant, au contraire, l'eau ne contient point d'acide libre, renfermât-elle des surcarbonates, le trouble produit par le réactif ne disparaît point, quelque quantité que l'on ajoute d'eau de la source.

De tous les réactifs de la chaux, le plus sensible est l'oxalate ammonique. L'essai du réactif devra être fait et sur l'eau fraîche, et sur celle qui aura été soumise à l'ébullition, mais en observant d'ajouter avant tout aux deux liquides un peu de chlorhydrate d'ammoniaque destiné à empêcher la précipitation ultérieure de la magnésie que l'on pourrait confondre avec la chaux par les réactions analogues, quoique beaucoup plus lentes, qu'elle fournit avec ce réactif. On y versera donc quelques gouttes d'acide chlorhydrique que l'on sature ensuite par l'ammoniaque, et l'on essaie par l'oxalate de cette même base. Se forme-t-il dans la première épreuve un précipité blanc, pulvérulent, nous en concluerons, d'après ce que nous avons établi plus haut, que la chaux ne se trouve dans la source qu'à l'état de bicarbonate ; le trouble se manifeste-t-il également dans l'eau bouillie, c'est une preuve que la chaux y existe à un autre état de combinaison qu'à celui de carbonate acide.

Remarquons encore que lorsque l'ébullition de l'eau n'a pas été convenablement conduite et soutenue sans interruption, ou que le liquide n'a pas été bien filtré, la sensibilité de l'oxalate d'ammoniaque y pourrait indiquer encore la présence de la chaux, alors même que préexistant dans la source à l'état de carbonate acide, elle eut dû ne plus se rencontrer dans l'eau bouillie, par la raison que les alcalis qui peuvent se trouver en sa présence ont une tendance singulière à entraîner des traces de cette base, à laquelle ils semblent prêter leur solubilité.

Ce que nous venons de dire relativement à la chaux, est applicable en général à la magnésie qui se comporte de la même manière avec les réactifs que nous venons d'examiner, à l'exception toutefois, comme nous l'avons fait observer, des oxalates ou des alcalis qui ne précipitent pas la magnésie, lorsqu'on ajoute quelques gouttes d'une solution de sel ammoniaque ou d'acide chlorhydrique au liquide. En opérant avec promptitude et sur la liqueur étendue, cette précaution ne serait même pas nécessaire, l'oxalate de magnésie ne se précipitant qu'après un temps très-long et toujours beaucoup plus lentement que l'oxalate de chaux. Si l'on filtre donc la liqueur aussitôt que le précipité calcique s'y est formé, les sels magnésiens pourront en être séparés à cause de leur précipitation plus tardive. Le carbonate de magnésie existe ordinairement comme la chaux et simultanément alors avec elle, à l'état de carbonate acide ; c'est ainsi qu'on le rencontre dans les sources de Selters qui renferment également du bicarbonate de soude et de l'acide carbonique en excès. A Epsom, en Angleterre, ainsi qu'en Bohême, à Egra et à Sedlitz, la magnésie existe à l'état de sulfate que l'on y rencontre en quantité considérable et qui communique à ces eaux des propriétés fortement purgatives. D'autres fois, elle se trouve combinée à l'acide chlorhydrique. Le meilleur réactif de cette base est le phosphate ammonique avec lequel elle forme un sel double insoluble de phosphate ammonico-magnésien dont la précipitation n'a lieu qu'après un temps plus ou moins long, sous forme de petits cristaux qui se déposent sur les parois du vase et ne peuvent être distinctement aperçus qu'en décantant le liquide, et en enlevant le précipité des parois auxquelles il adhère, à l'aide d'une lame de verre. Il convient avant d'employer le réactif de verser encore quelques gouttes d'oxalate ammonique sur une portion de la liqueur dépouillée de la chaux, pour s'assurer qu'elle ne contient plus de traces de cette dernière base qui serait également précipitée par le phosphate alcalin. On facilite encore la précipitation de la magnésie en ajoutant quelques gouttes d'ammoniaque libre au réactif.

La recherche du fer est l'une des principales opérations dans l'analyse des eaux minérales. Les sources chargées de ce métal, qui se présente quelquefois en assez forte quantité, se montrent dans presque toutes les contrées, mais particulièrement en France, dans la Normandie.

C'est à cause du fer qu'elles contiennent, que les eaux de Spa, si vantées en Europe, doivent la vogue qui attire tant d'étrangers dans ce coin retiré de la Belgique.

Les eaux ferrugineuses qui sont d'un si utile secours dans les affections adynamiques où il s'agit de rendre au sang l'élément actif qui lui manque, offrent une saveur plus ou moins styptique, atramentaire, et une légère odeur particulière au fer. Exposées à l'air, leur surface se recouvre promptement d'une pellicule irisée due à la décomposition qu'éprouve le sel ferreux de la part de l'oxygène atmosphérique, et déposent au bout d'un certain temps des flocons ocracés formés d'oxyde ferrique hydraté. C'est à l'état de bicarbonate d'oxydule que le fer existe dans le plus grand nombre des eaux ferrugineuses; jusqu'à présent il y a peu de sources ferrugineuses connues, dans lesquelles le fer existe combiné à un acide minéral non volatil tel que le sulfurique; telles sont pourtant celles de Passy et de Crausac en France, dans lesquelles il existe à l'état de sulfate, et dans ce cas il y est ordinairement accompagné des sulfates de chaux et de magnésie; mais ces eaux, quoique très-chargées, sont généralement moins estimées que les sources carbonatées; elles conviendraient cependant beaucoup mieux que ces dernières lorsqu'on les destine à l'expédition, car sous cette forme, elles conservent beaucoup mieux leurs propriétés et le fer ne s'en précipite guère que par l'addition d'un peu de carbonate sodique. Depuis que Berzélius a signalé dans la plupart des sources de la Suède l'existence d'un sel dans lequel le fer est saturé par des acides particuliers de nature organique, qu'il a nommés (de χρηνη, source) acides crénique et apocrénique, on a constaté le fer à cet état dans un grand nombre de sources. Quelques eaux martiales sont ferrugineuses pures; d'autres renferment en même temps des alcalis; nous en rencontrerons des preuves.

Le meilleur réactif du fer se trouve sans contredit à la source même. Là en effet, il est facile de remarquer les taches ou les traînées ocreuses que la décomposition du sel ferreux par l'influence de l'air a laissée sur les parois de la source ou des canaux dans lesquels l'eau qui ne contient même que les traces les plus inappréciables de fer proto-oxydé a déposé, en s'écoulant pendant nombre d'années, les produits de cette décomposition. — Les cailloux et les corps qui se trouvent plongés dans le réservoir sont enduits d'une couche plus ou moins épaisse d'un jaune orangé dont les herbes et les mousses même, surtout celles qui tapissent quelquefois le bassin au niveau d'affleurement de l'eau, sont également teintes.

L'examen de ce dépôt par les réactifs, prouve suffisamment l'identité du fer, et j'ai souvent pu faire cette observation là où les agents chimiques les plus subtils auraient à peine accusé la présence dans l'eau d'un atome de fer.

On détermine ce métal par les divers réactifs que nous allons passer en revue :

1° Par le cyanure ferrico-potassique. Le fer n'existant presque exclusivement en solution dans l'eau qu'à l'état d'oxydule ou protoxyde, c'est au moyen de ce réactif qu'on reconnaîtra le mieux sa présence, à cause de la formation qu'il produit dans les eaux ferrugineuses, d'un précipité bleu plus ou moins sensible, après toutefois que l'on aura saturé l'eau avec un acide, si elle est alcaline. Il peut arriver, en faisant usage de ce réactif, qu'au lieu d'un trouble bleuâtre de cyanure cyanuré de fer, il se produise dans l'eau minérale un nuage rougeâtre, et qu'au bout de quelque temps il se dépose un précipité de même couleur ; l'eau dans ce cas renfermerait du cuivre que nous verrons plus loin pouvoir exister dans quelques sources.

2° Par le cyanure ferroso-potassique. Si ce réactif déterminait un précipité instantané dans l'eau minérale, il indiquerait la présence du fer à l'état d'oxyde ferrique. Ne voit-on, comme d'ordinaire, apparaître que lentement et d'abord à la surface du liquide, un trouble bleuâtre, il indique comme dans le cas précédent la présence d'un sel à base d'oxyde ferreux qui, se transformant peu à peu en oxyde supérieur au contact de l'air, produit au bout de quelque temps la même réaction. Lorsque le précipité de bleu de Prusse que forment ces réactifs prend d'abord une teinte verdâtre qui ne vire que plus tard au bleu, c'est une preuve que l'eau ferrugineuse renferme en même temps des alcalis. La couleur bleue apparaît dans ce cas, dès l'abord, lorsqu'on a eu soin, comme nous l'avons dit, de neutraliser l'eau par quelques gouttes d'acide. Les cyanures précédents ne réagissent point, comme on le conçoit, sur l'eau bouillie, quand le fer était tenu en dissolution par l'acide carbonique.

3° L'essai le plus facile à exécuter relativement au fer, est celui que l'on pratique au moyen d'une noix de galle que l'on suspend à un fil non teint, dans un flacon ouvert rempli d'eau récemment puisée. Si du fer y existe, on voit au bout d'un certain temps se former dans la liqueur des stries d'un rouge violet, qui naissent de la noix et descendent lentement jusqu'au fond du vase. La coloration n'apparaît-elle qu'au bout de plusieurs heures, avec une teinte purpurine claire, c'est l'indice d'une très-faible quantité de fer ; les eaux qui en sont plus chargées prennent une couleur brune ou violette plus ou moins foncée. Dans les eaux alcalines, la couleur se montre d'un vert sale, ou d'un brun glauque, très-sensible ; aussi dans le cas où une proportion trop délicate de fer n'apporterait dans la liqueur sous l'influence de la teinture de noix de galle, qu'une réaction indistincte, il suffirait pour obtenir un résultat plus nettement caractérisé, d'y ajouter un peu d'eau de chaux, ou mieux encore, d'après Phillips, une dissolution de carbonate calcique dans de l'eau contenant de l'acide carbonique.

Lorsque l'acide gallique ne produit dans l'eau minérale bouillie aucune réaction, c'est une preuve que l'acide carbonique était le seul dissolvant du fer ; la même eau prend-elle au bout de quelques heures en présence de ce réactif une couleur vert de mer, on en conclura, comme nous l'avons vu, l'existence d'un alcali ; quelque certain que soit du reste ce dernier essai, relativement aux alcalis, il faut avoir eu soin que l'eau ait bouilli assez longtemps pour qu'elle soit entièrement dépouillée des moindres traces de carbonate magnésien qui produirait la même réaction.

4° Le perchlorure d'or est encore pour les eaux minérales pauvres en fer un réactif très-fidèle, à cause des résultats qu'il donne là même où les cyanures et l'acide gallique restent indifférents. On traite l'eau par ce réactif, après avoir neutralisé les acides libres qui pourraient y être contenus, au moyen du carbonate sodique ; la réduction de l'or sous l'influence du sel de fer y produit un trouble brun, et ce métal se précipite plus ou moins abondamment selon la quantité du fer qui le dépouille de son chlore.

L'eau de chaux, enfin, ne trouble que les eaux ferrugineuses acidules.

De ce que les réactifs que nous venons d'examiner ne produiraient aucune réaction dans une eau minérale bouillie ou non, il ne faudrait pas en conclure encore l'absence du fer dans la source, surtout si l'on opérait sur une eau déjà vieille et expédiée de loin. Il ressort des considérations précédemment énoncées que les traces de fer contenu dans l'eau à l'état d'oxydule peuvent subir un degré supérieur d'oxydation et se transformer en oxyde ferrique insoluble, aux dépens même de l'air atmosphérique contenu dans celle-ci ; oxydation favorisée encore par l'agitation qu'éprouvent ces eaux durant le transport. Aussi rencontre-t-on fort souvent en vidant le vase qui les contient, de petites pellicules ocreuses qui nagent dans la dernière portion du liquide. Il peut arriver encore, lorsque la cruche ou le flacon qui contenait l'eau était fermée par un bouchon de liége, que tout le fer ait été également éliminé en se combinant aux acides gallique et tannique du liége ; il faut dans ces cas enlever ce métal des corps auxquels il est adhérent au moyen de lavages par l'acide chlorhydrique étendu, dont on précipite ensuite le fer par l'ammoniaque.

C'est afin d'éviter dans l'analyse les erreurs qui pourraient résulter des circonstances prémentionnées, que nous avons recommandé, lorsqu'on est chargé de l'examen d'une source, de n'employer au transport de l'eau que des flacons à l'émeri en cristal transparent, ce qui permet de remarquer dans ces vases le moindre dépôt de fer, et de l'enlever complétement au moyen de lavages à l'eau distillée ou de quelques gouttes d'acide chlorhydrique.

Depuis que Berzélius a rencontré la strontiane dans quelques eaux de la Bohême et que l'on a également trouvé après lui ce métal dans d'autres sources, il est devenu indispensable au chimiste chargé de l'analyse d'une eau minérale, de rechercher la présence de ce corps. La strontiane se précipite en même temps que la chaux par l'oxalate d'ammoniaque, mais comme la proportion en est toujours excessivement petite relativement à cette autre base, il faut pour ce motif précipiter une assez grande quantité de chaux. On recueille la masse, l'oxalate calcique est décomposé par la chaleur et le résidu dissous dans l'acide nitrique est évaporé à siccité. — On verse sur la masse restante de l'alcool dans lequel le nitrate de chaux se dissout très-aisément, tandis que le nitrate de strontiane y est très-difficilement soluble, et on recueille ce dernier sur le filtre pour constater son identité. Comme il se pourrait cependant que le nitrate de strontiane, s'il n'existait qu'en très-médiocre quantité, se dissolve avec le nitrate de chaux, dans l'eau qui constitue le menstrue de ce dernier en hydrate, il ne faudra point négliger, lorsque l'alcool n'aura point laissé de résidu appréciable, de l'enflammer, afin de juger à la flamme rouge qu'il produirait, si des traces de strontiane y sont contenues.

La lithine est encore une de ces substances à la recherche desquelles une attention spéciale est nécessaire ; on a souvent en effet confondu le précipité de phosphate de lithine avec les phosphates terreux, calcaire ou magnésien, qui se forment dans les mêmes circonstances, mais ceux-ci exposés au chalumeau ne fondent pas comme le sel de lithine, lorsqu'on le mélange avec de la soude et qu'on le chauffe sur une lame de platine.

L'ammoniaque existant quelquefois dans les eaux de sources, et particulièrement dans celles des villes, il est nécessaire de consacrer à la recherche de cette base une nouvelle quantité d'eau. On évapore soigneusement le liquide à une chaleur fort douce, et presque jusqu'à siccité, puis on mêle la masse restante avec de la potasse afin de constater la présence de l'ammoniaque à l'aide d'une baguette de verre humectée d'acide chlorhydrique qui produit dans ce cas des vapeurs blanches plus ou moins épaisses. Si pourtant la quantité d'ammoniaque était très-faible, il serait plus sûr de recourir à la méthode indiquée par H. Rose : On prend une quantité assez considérable d'eau minérale que l'on concentre par évaporation, et on y verse un excès de carbonate potassique ou sodique; aussitôt que l'effervescence due au dégagement d'acide carbonique, qui se manifeste quand l'eau contenait des sels alu-minique, magnésique, ferrique etc., a cessé, on introduit le tout dans une petite cornue, et on le distille dans un récipient contenant un peu d'acide chlorhydrique. On peut changer le récipient lorsque la moitié de la liqueur ou un peu plus a passé. Le produit de la distillation est alors évaporé à siccité, à une très-douce chaleur et de cette manière, après que l'acide chlorhydrique en excès s'est dissipé, on obtient du chlorure ammonique qui se sublime sans laisser de résidu, et dans lequel on peut constater la présence de l'ammoniaque par les réactifs ordinaires.

Pour la recherche des alcalis fixes, on concentre par évaporation une certaine quantité de l'eau minérale, et l'on convertit l'oxyde ferreux qui pourrait y exister, en oxyde ferrique ; ensuite on précipite au moyen d'une dissolution de carbonate ammoniacal, la chaux, l'oxyde ferrique, le phosphate d'alumine et autres principes constituants, s'il s'en trouve encore, puis on filtre la liqueur, on l'évapore jusqu'à siccité, et l'on fait rougir le résidu. On obtient de cette manière les alcalis combinés à des acides. L'alcali qui se rencontre ordinairement dans les eaux minérales est la soude ; cependant on y trouve aussi la potasse et la lithine. Nous avons déjà parlé de cette dernière substance ; quant à la potasse et à la soude, on reconnait leur présence soit que le résidu rougi ne contienne qu'un seul de ces alcalis, soit que tous deux y existent ensemble. Cette recherche ne présente pas beaucoup de difficulté, si l'eau minérale ne renferme pas de magnésie, ce dont on s'assure en déterminant d'abord cette base par les recherches que nous avons précédemment indiquées ; mais comme le plus souvent la magnésie existe dans les sources, il arrive qu'en lessivant par l'eau distillée le résidu calciné de l'opération précédente, cette lessive entraîne une certaine quantité de magnésie dont il est nécessaire de la débarrasser. On évapore pour ce motif une seconde fois la liqueur à siccité, et l'on redissout le résidu dans la plus petite quantité d'eau possible ; cette solution est de nouveau soumise à l'évaporation et le résidu traité par quelques gouttes d'acide chlorhydrique étendu est séché au rouge, et dissous en dernier lieu dans un peu d'alcool ; on y verse ensuite une dissolution alcoolique de chlorure platinique. S'il se produit un précipité jaune clair c'est une preuve que l'eau minérale contenait de la potasse, mais s'il ne se forme pas de dépôt, il doit y avoir de la soude, si l'on est convaincu que la liqueur contient encore quelque principe. Cependant lors même qu'on a constaté la présence de la potasse au moyen du chlorure platinique, il peut y avoir encore avec elle de la soude ; mais cette dernière est facile à découvrir même dans la supposition que la quantité de potasse l'emporte de beaucoup sur la sienne, en soumettant une parcelle, laissée en réserve à cet effet du résidu calciné obtenu plus haut, à l'action du chalumeau, sur un fil recourbé de platine. Si la flamme extérieure prend une couleur violette, il n'existe que de la potasse, mais si elle devient très-jaune, il y a de la soude, seulement, ou de la soude et de la potasse en même temps, ce qui résulte de la réaction du chlorure platinique.

La potasse entre, selon nous, plus souvent qu'on ne le pense généralement, dans la composition des eaux minérales, et l'on ne doit pas s'étonner si jusqu'à présent on l'a si rarement rencontrée, puisque ce n'est surtout que depuis l'analyse faite par Berzélius des eaux de Porla et d'Adolfsberg près d'Œrebro en Suède, que l'attention fut appelée sur la présence des sels potassiques dans les sources. Il est plus que probable, que parmi les eaux minérales dont l'analyse a été faite avant cette époque, il s'en trouve un grand nombre dans lesquelles la recherche de la potasse a été négligée. Cette base a été signalée encore plus tard dans les eaux de Steinbad près de Tœplitz, ainsi que dans les trois sources minérales de Königswart, et nous en avons aussi rencontré des traces concurremment avec la soude dans l'eau de Roisdorf. Dans les eaux d'Enghien en France, la soude paraît totalement exclue, pour faire place à la potasse. M. Longchamps qui l'a analysée avec un soin particulier a trouvé qu'elle renfermait du sulfure de potassium au lieu du sulfure de sodium ou sulfhydrate sodique que renferment la plupart des autres eaux sulfureuses.

L'existence des sels de potasse à l'exclusion des sels de soude dans les eaux minérales plus haut mentionnées d'Adolfsberg et de Porla, fait présumer que très-probablement elles jaillissent toutes deux du terrain primitif, car la potasse se rencontre en assez grande quantité dans le granit et dans d'autres espèces de roches primitives; cette base se trouve aussi dans la ponce, le feldspath, ainsi que la leucite, si communs dans les formations volcaniques. La lignite terne que l'on exploite entr'autres lieux à Tœplitz où se rencontrent également des sources alcalines, contient suivant M. Mojon, souvent jusqu'à 3/100 de potasse. La présence de cette base dans les eaux minérales peut donc se comprendre par l'action de l'eau sur ces diverses substances, de même que celle de la soude s'explique sans difficulté par l'existence de cette base dans les basaltes, la phonolithe, l'haüyne, etc., dans lesquels on la rencontre en quantités souvent très-remarquables. Mais ces considérations appartiennent à la question de la minéralisation des sources, que nous traiterons ailleurs et dont nous toucherons quelques points à la fin de ce travail.

Reprenons la marche de nos essais. Il est rare que dans une analyse qualitative, il soit nécessaire de constater l'existence de principes constitutifs dont les traces ne sont que très-insignifiantes; mais un fait que la plupart des hydrologues ont complétement négligé, c'est qu'il peut être de la plus haute importance, d'essayer certaines sources minérales relativement à quelques substances, qui, bien qu'elles puissent n'y exister qu'en très-faible dose, deviennent néanmoins fort conséquentes, à cause de l'action particulière ou de l'influence fâcheuse que peuvent exercer à la longue les eaux qui les contiennent sur l'homme, ou sur les animaux qui en font usage et même sur les végétaux qui éprouvent leur contact prolongé. Ainsi, il est hors de doute que des sels de cuivre, de plomb, de zinc et même d'arsenic peuvent se trouver au nombre des principes que dissolvent quelques eaux naturelles, particulièrement dans les contrées où l'on exploite les minerais de ces métaux (1).

L'eau de la source principale de Reichenstein, par exemple, en Silésie, où l'on retire annuellement plus de 2000 quintaux de fer arséniqué, renferme, comme l'ont

(1) « Il n'est pas sans importance de faire remarquer ici un fait qui ressort de lui-même du rapprochement des dates, mais qui cependant, pourrait échapper à l'attention du lecteur, c'est que la présence de l'arsenic dans les eaux minérales a été signalée par M. Van den Corput, plusieurs mois avant que M. Walchner eût fait sa communication sur le même sujet à l'Institut. » (*Note de la Rédaction.*) — Voyez le Rapport sur ce travail, cahier de juin 1847.

Le présent Mémoire, comme le constatent les procès-verbaux, se trouvait déposé depuis le 28 juin 1846, pour le concours ouvert par la Société des sciences médicales et naturelles de Bruxelles, et c'est le 21 septembre de la même année que le Dr Walchner de Carlsruhe a fait connaître à l'Académie des sciences de Paris, ses observations sur la présence du cuivre et de l'arsenic dans certaines eaux minérales. Depuis l'éveil donné par le chimiste allemand, les hydrologues se sont occupés à l'envi de la recherche de ces toxiques, dont la présence a déjà été constatée par MM. O. Henry, Figuier et d'autres, dans un grand nombre de sources. La marche suivie par ces savants, ainsi que les résultats qu'ils ont obtenus, ont suffisamment retenti dans la plupart des journaux scientifiques pour que nous nous dispensions d'en parler. — Il ne se passe guère de semaine, en effet, depuis tantôt un an, qu'on ne signale la présence ou l'absence de l'arsenic dans quelque eau minérale, et ce ne serait sans doute pas un travail dénué d'intérêt, que de soumettre à leur tour les sources de Spa à une investigation relative à ces corps; — c'est ce que nous nous sommes proposé et ce que nous nous empresserons d'exécuter, en même temps qu'une analyse nouvelle de ces eaux, aussitôt que nous en trouverons l'occasion.

E. V.

prouvé des expériences répétées récemment par différents chimistes, une quantité notable d'arsenic.

Nous avons également constaté, M. R. Mülner et moi, dans une analyse exécutée en 1844, des traces d'acide arsénieux dans une eau provenant d'une source nouvellement découverte dans l'Erzgebirge.

Comme on se borne le plus souvent à une constatation simple des principes toxiques précités et que l'on n'a recours qu'à l'analyse qualitative, nous allons indiquer quelle est la méthode générale à suivre dans ces cas.

L'acide sulfhydrique est de tous les réactifs, celui qui convient le mieux pour déterminer la présence des métaux qui nous occupent actuellement. — Il produit dans les eaux qui les renferment des précipités diversement colorés, formés par la combinaison de ces métaux avec le soufre. Les précipités auxquels donnent naissance le cuivre et le plomb, sont d'un brun noir et se montrent dans toutes les circonstances, que l'eau soit alcaline, neutre, ou acide ; il est pourtant préférable d'acidifier préalablement avec quelques gouttes d'acide chlorhydrique parfaitement pur, la liqueur destinée à être essayée par le sulfide hydrique, afin de prévenir l'erreur qui pourrait résulter de la présence du fer dans l'eau minérale. Le précipité formé par l'arsenic est jaune pâle et n'apparaît que lorsque l'eau a été auparavant acidifiée par une faible addition d'acide chlorhydrique. Il est du reste nécessaire avant de traiter l'eau ainsi aiguisée par un courant d'hydrogène sulfuré, de concentrer la liqueur en l'évaporant dans une capsule de porcelaine jusqu'à la seizième ou vingtième partie; si l'on négligeait cette précaution, il pourrait arriver que l'arsenic, qui la plupart du temps n'existe qu'en très-faible quantité dans l'eau, échappât à l'investigation. On devra donc, autant que faire se peut, consacrer à ces recherches 15 à 20 livres d'eau. Le précipité qu'occasionne le sulfide hydrique dans cette quantité de liquide exige, comme on le conçoit, un examen plus approfondi, avant que l'on puisse prononcer sur sa nature.

On commence donc par décanter avec précaution le liquide surnageant, et l'on arrose le dépôt avec une solution aqueuse de sulfide hydrique. Après avoir laissé reposer, on décante de nouveau ; on verse ensuite sur le résidu un peu de sulfure ammonique récemment préparé, puis la matière est soumise à une légère chaleur, filtrée, et le filtre est lavé à l'eau hydrosulfureuse. Lorsqu'un résidu est demeuré sur le papier, on l'enlève exactement au moyen d'une lame de verre et du lavage par le flacon à jet, et on le dissout dans une petite capsule de porcelaine avec quelques gouttes d'acide chlorhydrique bouillant ; la solution est évaporée à siccité afin de chasser l'excès d'acide et le résidu repris par un peu d'eau est soumis par portions aux épreuves qui ont pour but la recherche du cuivre par le cyanure ferrico-potassique ou celle du plomb par l'acide sulfurique étendu.

La liqueur sulfo-ammoniacale obtenue par la filtration précédente est traitée jusqu'à réaction acide, par l'acide chlorhydrique pur. Se produit-il un trouble léger d'un blanc-gris ou très-légèrement jaunâtre dû à du soufre réduit, c'est que l'eau ne renferme point d'arsenic : le précipité qui se rassemble après quelques heures de repos est-il au contraire de couleur jaune, et soluble dans l'ammoniaque caustique, il est probable que l'eau renferme de l'acide arsénieux. On rassemble alors le dépôt sur un filtre; on le lave soigneusement avec de l'ammoniaque liquide, à deux reprises, pour séparer le soufre, et l'on évapore la liqueur filtrée jusqu'à siccité. Le résidu est traité par quelques gouttes d'acide nitrique pur, de 1,35 — 1,40, puis desséché au bain de sable à une température de 100° c., afin de détruire la substance organique qui aurait pu être précipitée de l'eau. On ajoute ensuite une quantité triple de flux noir à la matière restante et l'on forme avec ces substances, à l'aide de quelques gouttes d'eau, une masse pâteuse qui est introduite dans le petit tube de l'appareil de Marsh perfectionné par Duflos et Hirsch ; ce petit tube, dont l'extrémité dirigée vers l'extérieur de l'appareil se termine par une ouverture capillaire, se glisse dans un autre tube d'un plus fort calibre et ouvert aux deux extrémités, dont l'une est également terminée en pointe et dont l'autre est mise en communication par de petites ajutes avec deux autres tubes qui communiquent eux-mêmes avec un flacon à dégagement dans lequel on place un cylindre de zinc. Le tube qui se trouve immédiatement en rapport avec ce flacon renferme du coton imbibé de sublimé corrosif destiné à s'emparer de l'hydrogène arséniqué qui pourrait provenir du zinc; le second tube contient des morceaux de chlorure de calcium fondu, dans le but de fixer la vapeur d'eau entraînée par l'hydrogène. L'appareil étant monté, on verse sur le zinc, par un tube à entonnoir, dont est muni le flacon, environ une once d'acide chlorhydrique de 1,08. On opère alors l'exsiccation de la pâte introduite dans le petit tube intérieur de l'appareil, en entourant le tube qui le contient de sable chaud soutenu sur une gouttière de tôle, pendant qu'il s'établit dans l'intérieur un courant d'hydrogène sec. Aussitôt que le gaz qui s'échappe par l'extrémité capillaire ne dépose plus sur une plaque de verre froide, que l'on en approche, un nuage de vapeurs humides, on enlève le sable, et l'on chauffe la même partie au moyen d'une lampe à esprit-de-vin dont on élève la flamme rapidement mais avec prudence, jusqu'à ce que le tube rougisse. Si le précipité produit dans l'eau minérale que l'on soumet à l'analyse renferme de l'arsenic, on voit aussitôt se former à la partie supérieure de l'extrémité froide du gros tube, une tache miroitante d'arsenic métallique sublimé, dont on peut constater l'identité par les épreuves subséquentes qui distinguent ce corps.

Quant aux matières extractives plus ou moins abondantes dans certaines sources, et que nous avons vues se rencontrer de préférence dans les eaux sulfureuses, c'est encore à la source même que l'on peut le mieux reconnaître la présence de ces matières mucilagineuses, albuminoïdes qui ont été désignées sous les noms de barégine, de plombiérine, de theiothermine ou de zoogène, dénominations parmi lesquelles la première au moins nous paraît préférable à celle de glairine proposée par Anglada, qui ne laisse pas que d'être fort repoussante pour les buveurs d'eaux. On trouve dans les eaux qui la renferment, les parois du réservoir recouvertes d'un enduit visqueux tantôt incolore, tantôt verdâtre ou jaune.

On remarque pourtant qu'elle est en général verdâtre dans les endroits exposés à la lumière, tandis que ces filaments confervoïdes que l'on rencontre flottants dans les lieux obscurs ou qui se sont déposés à la surface des corps placés au fond de l'eau, sont décolorés et plus faciles à reconnaître au toucher qu'à la vue; ces substances complexes, dont l'onctuosité plaît à la peau et qui concourent peut-être avec les autres principes à l'efficacité des bains de certaines eaux et surtout des sources sulfureuses, sont toutes comprises, bien que souvent assez diverses par leur aspect, sous le nom de barégine. Elles paraissent toutes appartenir au règne végétal, quoique se rattachant en partie au règne animal, ce qui résulterait de la présence, au nombre de leurs éléments constitutifs, de l'azote et du phosphore. — A l'examen microscopique on reconnaît en effet que ces flocons sont formés la plupart du temps 1° de fils confervoïdes plus ou moins ténus, parsemés de granules blanchâtres ou verdâtres; 2° d'animaux, surtout d'infusoires de la classe des polygastriques et des vibrions. M. Fontan rapproche surtout la barégine des infusoires et particulièrement des tremelles qui appartiennent à la classe des arthrodiées; mais elle paraît plutôt résulter de la décomposition de l'anabaina thermalis dont les séminules se développent de préférence dans les eaux sulfureuses; les eaux ferrugineuses ne contiennent jamais cette espèce de conferve à l'existence de laquelle le fer paraît être un obstacle; et d'après l'observation de M. Fontan il n'existe dans le réservoir des sources ferrugineuses ni tremelles ni anabaines, tant que l'eau conserve tout son fer en dissolution ; mais lorsqu'après un certain parcours la majeure partie du fer s'est précipitée, on commence à y trouver des zygnema de très-petite dimension.

Nous venons de voir quelles sont les observations et les expériences auxquelles devront être soumises les eaux minérales avant de procéder à leur analyse quantitative ; on pourrait s'arrêter à ces résultats s'il ne s'agissait que d'avoir une connaissance superficielle de la composition d'une source et de déterminer simplement la nature des principes qui la constituent, mais il est nécessaire lorsqu'on veut obtenir des données exactes et de quelque importance, de passer après cet examen élémentaire à une seconde série de recherches qui constitue l'analyse quantitative, et qui a pour objet de déterminer en poids les quantités relatives des corps que nous avons reconnus dans les essais chimiques précédents.

Seconde partie.

La marche à suivre dans l'analyse quantitative est à peu près constamment la même, quand les eaux ne contiennent pas de principes constituants différents de ceux qu'on y rencontre d'ordinaire, et souvent nous aurons recours dans cette opération, à cause de leur clarté et de leur extrême précision, aux préceptes indiqués par H. Rose dans son excellent traité d'analyse.

On ne tient pas compte en général, dans la détermination quantitative, des gaz libres qu'un grand nombre d'eaux minérales contiennent en proportion très-faible, et souvent en quantité aussi peu considérable que celle de l'air dont l'eau se charge quand on l'y laisse exposée longtemps. Ici se rangent l'eau de puits, l'eau des sources salées et l'eau de la mer ; on ne détermine en elles que la quantité des principes fixes.

Pour procéder à cette opération, une quantité déterminée d'eau minérale est soumise à l'évaporation qui doit se faire dans une capsule tarée de porcelaine, de verre ou de platine, parfaitement nette à une température toujours inférieure à 100° et constamment uniforme ; il faut avoir soin de recouvrir la capsule d'une feuille de papier gris destinée à protéger de la poussière l'eau dont on veut connaître avec exactitude les rapports de composition. Si l'on a fait usage d'une capsule de verre ou de porcelaine, on enlève le résidu de l'évaporation avec le plus grand soin, à l'aide d'une lame, pour le porter ensuite dans un creuset de platine dans lequel on le chauffe jusqu'à ce que le fond de ce vase commence à rougir; on maintient pendant quelque temps cette température, puis on pèse la masse restante, afin de connaître la quantité des principes fixes et de pouvoir par là contrôler le résultat des quantités fournies séparément par l'analyse. La calcination détruit, il est vrai, les substances organiques que la plupart des eaux contiennent en quantité plus ou moins grande et qui teignent le résidu de l'évaporation d'une couleur plus ou moins foncée; mais la détermination quantitative de ces substances que l'on peut à la rigueur connaître approximativement en pesant la masse avant et après la calcination du résidu sec, n'est guère de grand intérêt, et ne peut se faire avec exactitude. Si du reste, on ne soumet pas, avant de procéder à la détermination des autres éléments de l'eau, le résidu de son évaporation à une chaleur susceptible de détruire les corps organiques, ces matières extractives se mêlent à la plupart des produits de l'analyse et les accompagnent dans leur précipitation, ce qui, joint à la propriété hygroscopique de ces substances, rendrait difficile et inexacte la détermination des principes plus importants de l'eau minérale. Lorsque la substance organique est en trop grande quantité il peut souvent arriver que l'on ait de la peine à la détruire; il faut alors soutenir pendant plus longtemps la chaleur, mais la diriger de manière à ne pas décomposer en même temps les principes inorganiques de l'eau que la température élevée pourrait altérer.

On épuise ensuite le résidu calciné des principes solubles qu'il contient, au moyen de l'eau distillée — les substances insolubles sont recueillies, séparées et lavées sur un filtre; de nouveau calcinées, et pesées. La solution aqueuse est également évaporée à siccité, calcinée et pesée. Ces pesées répétées des parties séparées de principes constituants que plusieurs chimistes négligent doivent, autant que possible, être observées ; en en déterminant le poids d'une manière immédiate et non d'après le déficit qu'on trouve après avoir pesé les autres sels, on établit un contrôle certain pour l'exactitude du travail, et par ce moyen, on peut reconnaître au moment même une erreur commencée, tandis que sans ces précautions on ne la découvre qu'à la fin de l'analyse.

Les substances insolubles dans l'eau consistent surtout en acide silicique, en carbonate terreux et en oxyde ferrique ou manganique qui ordinairement étaient dissous dans la source à l'état de bicarbonates ; quelquefois encore elles contiennent de l'acide phosphorique et même des combinaisons de fluor. Si les principes fixes ont été trop fortement calcinés après la première évaporation de l'eau, le carbonate magnésique peut avoir perdu son acide carbonique.

Quant aux principes solubles, après avoir évaporé comme nous l'avons dit, leur dissolution, on redissout ces sels dans l'eau, après les avoir pesés ; il arrive quelquefois que cette opération laisse encore un résidu, qui, par la raison que nous avons tout à l'heure rapportée, est ordinairement de la magnésie, dont on détermine le poids. La liqueur est ensuite saturée avec ménagement par l'acide acétique, puis évaporée de nouveau à siccité. Si les sels alcalins avaient dissous un peu d'acide silicique, celui-ci resterait insoluble par une nouvelle affusion d'eau, dans le cas contraire, on obtient une dissolution claire. Dans la première condition, la liqueur séparée de l'acide silicique par la filtration, ne contient le plus souvent en principes électro-négatifs, que de l'acide sulfurique et de l'acide chlorhydrique ; la saturation par l'acide acétique a chassé l'acide carbonique qui se trouvait dans les sels solubles.

Après avoir ajouté à la liqueur de l'acide acétique ou de l'acide nitrique, on y verse une dissolution d'acétate ou de nitrate de baryte. Le sulfate de cette base que l'on obtient, est rougi au feu et pesé ; puis on calcule, d'après sa quantité, celle de l'acide sulfurique que contenait l'eau minérale ; on est convaincu qu'il n'en existe pas davantage, lorsque parmi les sels solubles de la source il se trouvait un carbonate alcalin.

La liqueur séparée du sulfate barytique par filtration est traitée par une dissolution de nitrate d'argent afin de précipiter l'acide chlorhydrique ; on obtient celui-ci à l'état de chlorure argentique, dont on détermine exactement la quantité ; ce sel renferme la totalité du chlore existant dans l'eau minérale. Si cette dernière contient une combinaison d'iode, de l'iodure d'argent se précipite en même temps que le chlorure, mais on peut se servir d'ammoniaque pour le séparer de celui-ci. S'il y a une combinaison de brôme, il se précipite aussi du brômure argentique. On isole ce dernier du chlorure, en décomposant le mélange dans une petite cornue par l'acide sulfurique faible ; on recueille les acides chlorhydrique et bromhydrique qui se dégagent, dans une dissolution de baryte caustique, dont on précipite l'excès quand le dégagement de ces acides est terminé, par un courant d'acide carbonique. La liqueur étant filtrée, on l'évapore à sec, et on la traite par l'alcool absolu qui dissout le brômure et laisse le chlorure barytique ; il convient de décomposer ensuite le brômure de baryte par le nitrate argentique acide, afin de doser le brôme à l'état de brômure argentique.

La précipitation et le dosage de l'iode doivent se faire sur une quantité séparée de liquide; la méthode de M. Lassaigne qui consiste à précipiter, au moyen d'un sel de palladium, l'iode à l'état d'iodure palladique qui est insoluble, serait sans doute préférable à toutes celles qui ont été proposées pour séparer l'iode du chlore et du brôme, si la rareté du palladium n'en limitait beaucoup l'emploi. Adolf Duflos, professeur à Breslau, a trouvé il y a quelque temps une méthode nouvelle et fort simple pour déterminer l'iode quantitativement par la précipitation; elle consiste à convertir l'iode en iodure cuivreux. Ce sel n'est point soluble dans l'eau qui dissout au contraire le chlorure de cuivre produit en même temps que lui. On se sert dans ce but d'une dissolution de sulfate cuivrique saturée d'acide sulfureux ; cet acide agissant de concert avec l'iode qui est mis en liberté par la formation partielle de l'iodure cuivreux, réduit l'oxyde cuivrique à l'état d'oxyde cuivreux, en même temps qu'il devient acide sulfurique ; de sorte que tout l'iode se précipite sous forme d'iodure cuivreux qui est recueilli sur un filtre et lavé ; on en détermine le poids, d'après lequel, avec le secours des tables, on calcule ensuite la quantité de l'iode. Si l'on employait une dissolution de sulfate cuivrique non saturée d'acide sulfureux, il se produirait de l'iodure cuivrique soluble qui entraînerait des résultats inexacts.

Lorsqu'une eau minérale contient une très-petite quantité d'iodure ou de brômure en présence de beaucoup de chlorure, il est nécessaire de concentrer les premières de ces substances dans le précipité produit par la dissolution argentique, pour arriver à déterminer l'iode et le brôme d'une manière plus certaine. On prend à cet effet un volume ou un poids assez considérable de l'eau à examiner, et l'on y verse une dissolution de nitrate argentique, qui précipite à la fois le chlore et les deux autres principes électro-négatifs à l'état de chlorure, d'iodure et de bromure argentiques, dont on détermine la quantité. Si l'eau était alcaline, il faut avoir eu soin de l'acidifier auparavant par l'acide nitrique; on ajoute ensuite avec circonspection de la dissolution de nitrate argentique à un autre volume ou poids de l'eau, de manière à précipiter, non pas la totalité, mais seulement la plus grande partie du chlore; on recueille le chlorure argentique sur un filtre et on en détermine le poids. Tant que la totalité du chlore n'est pas précipitée, tout l'iode ou le brôme est encore dissous. Si alors on ajoute de nouveau du nitrate argentique à la liqueur filtrée, avec l'attention d'en mettre sur la fin en excès, ce qui restait de chlorure, et la totalité de l'iode ou du brôme se précipitent combinés avec l'argent; la quantité de ces derniers corps peut être de cette manière tellement élevée dans le précipité, relativement à celle du chlore, qu'il devient facile d'en déterminer avec netteté la quantité dans des sources qui n'en contiennent que des traces. — Poursuivons la marche relative aux autres principes. La base des sels solubles de la source est ordinairement la soude, il peut cependant, comme nous l'avons fait remarquer, y avoir aussi dans l'eau minérale de la potasse et même de la lithine ; de très-petites quantités d'acide phosphorique peuvent même être combinées avec ces alcalis, quoique, dans le cas de l'existence de la lithine, et surtout de la chaux, elles puissent être presque impondérables. Un autre volume déterminé de l'eau minérale est évaporé afin d'obtenir une nouvelle quantité de principes fixes, et l'on traite ceux-ci comme il a été dit au commencement de la seconde partie, afin de séparer les sels solubles de ceux qui ne le sont pas. La dissolution des premiers est sursaturée au moyen de l'acide chlorhydrique, et pour en séparer l'acide sulfurique, on y verse une dissolution de chlorure barytique. D'après le poids du sulfate barytique ainsi obtenu, on peut déterminer encore l'acide sulfurique, afin de confirmer le résultat fourni par l'analyse antérieure. La liqueur qu'on en a séparée par la filtration est soumise à l'évaporation pour la réduire à un moindre volume ; après quoi on la met dans un flacon susceptible d'être bouché, et on la sursature légèrement avec de l'ammoniaque. S'il s'y trouve une petite quantité d'acide phosphorique, celui-ci sera au bout de quelque temps précipité à l'état de phosphate barytique, dans la liqueur garantie du contact de l'air; on réunit ce sel sur un filtre, autant que possible à l'abri de l'air et l'on en détermine le poids, s'il n'est pas en trop minime quantité. On peut le considérer comme du sous-phosphate barytique à 4/5 d'acide, et calculer d'après cette donnée, l'acide phosphorique qu'il contient.

La liqueur séparée par filtration du phosphate de baryte, quand on en a obtenu, est mêlée avec une dissolution de carbonate ammoniacal afin d'éliminer la baryte, et après avoir réuni le carbonate barytique sur un filtre, on évapore cette liqueur à sec; le résidu est alors rougi pour dégager le chlorure ammonique, on dissout le sel calciné et pesé dans l'eau distillée, on ajoute à la dissolution une solution de chlorure platinique, on évapore le tout à siccité par une très-douce chaleur, et on dissout le résidu dans de l'alcool à 0,84 de pesanteur spécifique. Si l'eau minérale renfermait de la potasse, il reste du chlorure platinico-potassique non dissous, d'après la quantité duquel on détermine celle du chlorure potassique qu'on déduit du poids du chlorure sodique que l'on calcule ensuite comme bases simples, dont alors on connaît la proportion exacte, si toutefois il ne s'y trouve pas de chlorure lithique. Lorsque l'on soupçonne l'existence de la lithine dans l'eau minérale, comme la quantité en est toujours très-restreinte, il faut consacrer à sa détermination, la totalité des sels solubles provenant de l'évaporation d'un volume considérable d'eau dont on connaît le poids. A la dissolution de ces sels, on ajoute une dissolution de phosphate sodique avec un peu de carbonate de la même base, puis on évapore à siccité. Lorsque la concentration arrive à un certain degré, la liqueur commence à se troubler, et après la dessiccation complète, il reste, quand on traite ce sel par l'eau froide, une poudre blanche qui est insoluble dans l'eau-mère riche en phosphate sodique, et qui se rassemble lentement au fond de la liqueur. On lave cette poudre avec de l'eau froide, sans toutefois prolonger trop le lavage, parce qu'elle se dissout en petite quantité pendant cette opération; si l'on se servait d'eau chaude il s'en dissoudrait davantage. Cette poudre est du phosphate sodico-lithique neutre. Quand elle est sèche on la fait rougir, et d'après son poids on calcule à combien de chlorure lithique il correspond, et l'on déduit celui-ci du chlorure sodique précédemment obtenu. Quand on a déterminé la quantité des bases solubles que nous venons d'examiner, et que d'un autre côté on sait combien l'eau minérale contient d'acide sulfurique et d'acide chlorhydrique, on calcule d'après ces données la quantité de sulfates et de chlorures ou chlorhydrates, puis, d'après la perte, on trouve celle de l'acide carbonique ou des carbonates alcalins. La potasse peut être calculée comme sulfate potassique, et la lithine comme carbonate lithique, mais il y a de l'arbitraire à agir ainsi, car c'est admettre que dans le mélange salin, les plus fortes bases sont combinées avec les plus forts acides; nous verrons d'ailleurs plus loin combien cette partie de l'analyse qui a rapport au groupement des bases avec les acides est encore obscure.

Pour ce qui est des principes constituants de l'eau minérale qui ont refusé de se dissoudre dans l'eau par laquelle on a traité le résidu de l'évaporation, on les dissout dans de l'acide nitrique, et on évapore la dissolution jusqu'à siccité.

Cette opération se fait dans un creuset de platine que l'on couvre avec une plaque de verre pendant l'évaporation. S'il existe une combinaison de fluor, on trouve le verre attaqué, surtout en passant l'haleine dessus ou en faisant sécher sur la lame de verre les gouttes qui s'y déposent. Nous ferons pourtant remarquer qu'il faut avant d'employer le verre à l'épreuve du fluor, s'assurer de sa bonne qualité, car il nous est arrivé d'en rencontrer d'une fabrication si mauvaise, qu'il se laissait attaquer par les vapeurs d'acide nitrique et même par celles de l'eau. Il pourrait arriver encore, si les traitements antérieurs que l'on a fait subir au résidu de l'évaporation précédente de l'eau, n'avaient pas été conduits avec ménagements, et lorsqu'une quantité très-faible de sels fluoriques se trouve en présence d'une grande proportion de carbonates, que l'acide fluorique eût déjà été enlevé complétement par l'acide carbonique et la vapeur d'eau qui se sont dégagés. La masse saline contenue dans le creuset de platine, est ensuite humectée avec de l'acide nitrique, puis quelque temps après, on la traite par de l'eau qui laisse, sans le dissoudre, de l'acide silicique dont on détermine le poids. La dissolution nitrique séparée par la filtration est ensuite sursaturée avec de l'ammoniaque pure; le précipité plus ou moins considérable qui résulte de là est filtré rapidement, et autant que possible, à l'abri de l'air. Traitant alors la liqueur qui a été séparée de ce précipité par l'oxalate ammonique, on en sépare la chaux qui peut entraîner quelquefois une trace d'oxyde de manganèse, lorsque ce corps n'existe pas en quantité trop petite dans l'eau minérale; le précipité d'oxalate calcique ne se dépose que lentement, lorsqu'on n'a pas soin, avant de procéder à la filtration, de chauffer la liqueur; on lave bien ce sel sur le filtre. puis on le fait sécher et on le rougit dans un creuset de platine; il se manifeste pendant l'opération une flamme bleue due à du gaz oxyde carbonique qui s'est produit : la masse prend une teinte grisâtre, puis redevient à la fin presque blanche. L'oxalate calcique, qu'il n'y a point de sécurité à peser comme tel, se trouve alors converti en carbonate calcique, dont le poids sert à calculer la quantité de la chaux; quant à l'oxyde de manganèse que nous avons mentionné, sa quantité est d'ordinaire si peu considérable dans le précipité d'oxalate calcique, qu'après avoir dissous le carbonate de chaux dans de l'acide chlorhydrique, on peut à peine le séparer de la chaux par le moyen du sulfhydrate ammonique. Mais indépendamment de ce métal, la chaux peut encore contenir de la strontiane. Pour en séparer cette base qui s'y trouve ordinairement en très-petite quantité, après avoir pesé le carbonate calcique obtenu, on le dissout dans l'acide nitrique; mais afin d'avoir une dissolution aussi parfaitement neutre que possible, ce qui est d'une nécessité absolue, on ne doit, sur la fin, ajouter l'acide nitrique qu'avec circonspection, et dans le dernier moment, il convient de chauffer la liqueur avant d'y verser une nouvelle quantité d'acide, jusqu'à ce que celle-ci n'exerce plus aucune action. On évapore ensuite la liqueur jusqu'à siccité dans une bouteille susceptible d'être bien bouchée, et dès que le résidu est sec, on la ferme sur-le-champ. Lorsque la masse saline est refroidie, on verse dessus le double à peu près de son volume d'alcool absolu, on rebouche de suite la bouteille et on la remue souvent, mais en évitant avec soin l'emploi de la chaleur. Le nitrate calcique se dissout dans l'alcool, tandis que le nitrate strontianique reste sans se dissoudre; lorsque ce dernier sel s'est complétement rassemblé au fond du flacon, on jette la liqueur sur un filtre pesé, puis on lave le nitrate de strontiane avec de l'alcool absolu; mais pendant la filtration, on doit tenir l'entonnoir couvert, pour prévenir toute attraction d'humidité; on dissout ensuite le nitrate strontianique dans l'eau, et après avoir versé un peu d'acide sulfurique dans la liqueur, on évapore celle-ci jusqu'à siccité, et on fait rougir la masse sèche dans un creuset de platine dont on a eu soin de faire la tare, puis on pèse le résidu; d'après le poids du sulfate strontianique ainsi obtenu, on évalue la quantité de la strontiane par le calcul. Il est nécessaire d'examiner encore la strontiane qu'on a obtenue pour voir si elle ne contient pas de chaux.

La liqueur provenant de la filtration de l'oxalate calcique contient la plus grande partie de la magnésie qui existe dans l'eau minérale. Comme il ne s'y trouve d'autre acide que de l'acide nitrique, on peut l'évaporer à siccité et calciner le résidu avec un peu de carbonate ammoniacal sec, afin d'obtenir immédiatement la magnésie que l'on pèse. Ordinairement elle contient encore un peu de carbonate sodique, celui-ci formant avec le carbonate magnésique un sel double très-peu soluble, qui s'est décomposé par la calcination, quand la magnésie perd son acide carbonique. C'est par la même raison aussi qu'on trouve souvent un peu de magnésie en redissolvant les sels solubles dans l'eau, ainsi qu'il a été dit précédemment. Le résidu calciné est traité par de l'eau qui dissout le carbonate sodique, dont on évapore la dissolution à siccité, afin de déterminer la quantité de ce sel. Il faut le saturer avec de l'acide chlorhydrique, pour voir s'il ne se produit pas par là une petite quantité de sel déliquescent, ce qui annoncerait la présence de la magnésie dans le carbonate sodique; il pourrait se faire encore que la magnésie contînt un peu d'oxyde de manganèse. Après l'avoir dissoute dans de l'acide chlorhydrique qui laisse souvent une trace d'acide silicique, et avoir saturé la dissolution avec de l'ammoniaque, on doit chercher à précipiter cet oxyde sous la forme de sulfure de manganèse, au moyen du sulfhydrate d'ammoniaque. Il suffit ensuite de calciner fortement la petite quantité de sulfure qu'on obtient, et de calculer le résidu comme oxyde mangano-manganique; ce n'est qu'après en avoir déduit le poids de celui du carbonate sodique obtenu, qu'on peut connaître celui de la magnésie.

Le précipité que l'ammoniaque a fait naître dans la dissolution nitrique des terres, est dissous dans de l'acide chlorhydrique; cette dissolution renferme, à l'état d'oxyde ferrique, la totalité de l'oxyde ferreux qui existait dans l'eau de la source. Elle contient souvent encore de petites quantités d'alumine et d'acide phosphorique, et même aussi quelquefois de la chaux, avec un peu de magnésie, en proportion d'autant plus considérable, que la liqueur qui a été séparée de l'acide silicique par la filtration était moins acide. On sursature la dissolution chlorhydrique par une dissolution de potasse pure, avec laquelle on la fait bouillir. Le précipité d'oxyde ferrique qu'on obtient de cette manière est dissous dans de l'acide chlorhydrique, et après la saturation de la dissolution avec de l'ammoniaque, précipité par le sulfhydrate ammonique. Le sulfure de fer qui en résulte et qui peut contenir un peu de sulfure de manganèse, est rougi fortement au contact de l'air et converti par là en oxyde ferrique, dont on détermine le poids. La petite quantité du manganèse pourrait, si l'on voulait, être séparée du fer par les moyens indiqués dans le *Traité* de H. Rose, p. 67, t. II (dernière édition).

La liqueur séparée du sulfure de fer et qui peut contenir un peu d'acide phosphorique, avec des traces d'autres substances, est sursaturée légèrement avec de l'acide chlorhydrique, pour détruire le sulfhydrate ammonique qui s'y trouve, et filtrée ensuite après la séparation du soufre. L'ammoniaque peut produire alors, dans la dissolution chlorhydrique filtrée, un très-léger précipité, qui consiste principalement en phosphates calcique et magnésique.

Après avoir sursaturé avec de l'acide chlorhydrique la liqueur alcaline de laquelle a été précipité l'oxyde ferrique, on la laisse reposer pendant quelque temps, et on la chauffe afin que tout l'acide carbonique s'en dégage; l'ammoniaque y détermine quelquefois un précipité faible qui peut contenir de l'alumine et de l'acide phosphorique. La quantité en est ordinairement si restreinte, qu'il faut se contenter, dans la plupart des cas, d'y constater la présence de l'acide phosphorique par le moyen de l'acide borique et d'un fil de fer, au chalumeau, et de s'assurer qu'il ne contient pas d'autre base que l'alumine, ce que l'on reconnaît déjà à ce que le précipité devient d'un beau bleu, lorsqu'après l'avoir imbibé d'une dissolution de nitrate cobaltique, on le chauffe fortement à la flamme du chalumeau.

Quand l'eau de la source contient une combinaison de fluor, ce principe existant en général à l'état de fluorure de calcium, se trouve d'ordinaire dans le précipité qui peut avoir été produit, lorsque nous avons traité par l'ammoniaque, la dissolution nitrique séparée de l'acide silicique, au commencement de la détermination des principes constituants de la source insolubles dans l'eau.

Lorsque en conséquence, dans le cours de l'analyse qualitative, on a constaté l'existence du fluor dans l'eau minérale, on dissout dans de l'acide nitrique, ainsi que nous l'avons dit précédemment, les parties constituantes de cette eau que l'évaporation a rendues insolubles dans l'eau, mais on n'évapore point la liqueur jusqu'à siccité pour obtenir l'acide silicique, qui ne s'est pas dissous dans l'acide nitrique et on la sursature avec de l'ammoniaque après l'avoir filtrée; on calcine et on pèse le précipité, puis après l'avoir mis dans un creuset de platine, on verse dessus de l'acide sulfurique, qui dégage de l'acide fluorhydrique, et lorsque le précipité contenait de l'acide silicique, de l'acide silicifluorhydrique. On dissout la masse acide dans beaucoup d'eau, et l'on verse de l'ammoniaque dans la liqueur pour en précipiter l'oxyde ferrique, ainsi que l'acide phosphorique, l'alumine et une trace de magnésie; le précipité est filtré à l'abri de l'air, puis on l'analyse comme il a été dit précédemment. L'oxalate ammonique versé dans la liqueur filtrée, en précipite la chaux qui existait à l'état de fluorure calcique dans l'eau minérale.

Dans le calcul des principes constituants de l'eau minérale insolubles dans l'eau, on admet comme fluorure calcique, la quantité de fluor que l'on a trouvée, parce que c'est probablement sous cette forme qu'il existe presque constamment dans les sources. La chaux, la strontiane, et la magnésie sont comptées comme carbonates simples, parce qu'elles sont à cet état dans le résidu insoluble de l'eau, bien qu'elles existent à celui de bicarbonates dans la source même. On admet par la même raison, le fer et le manganèse à l'état d'oxydes ferrique et manganique, quoique les deux métaux soient à celui de bi-carbonates ferreux et manganeux dans l'eau minérale. Quant à l'alumine, elle peut être contenue à l'état de phosphate, de sulfate ou de chlorure aluminique.

Le procédé d'analyse qui précède doit être modifié toutes les fois que l'on est contraint d'opérer sur de très-petites quantités d'eau minérale, comme par exemple, quelques onces. Presque toujours alors, il devient impossible de déterminer les principes constituants rares, surtout lorsqu'elle contient peu de matières fixes.

Il faut dans ce cas déterminer les principales substances constituantes dans une seule et même quantité d'eau, et l'on y procède de la manière suivante :

On acidule la quantité déterminée de l'eau à analyser en y ajoutant un peu d'acide nitrique, et on détermine le chlore qu'elle contient, par une dissolution de nitrate argentique. A la liqueur filtrée on ajoute du nitrate barytique, qui précipite l'acide sulfurique à l'état de sulfate barytique, qu'on pèse. On fait traverser le liquide par un courant de sulfide hydrique, pour précipiter l'argent employé en excès, et, sans filtrer, on y ajoute de l'acide sulfurique pour éliminer l'excès de baryte; puis on filtre. Le précipité doit être lavé avec soin, pour qu'il ne retienne pas de sulfate calcique; on sature le liquide filtré au moyen d'une dissolution d'ammoniaque, et on précipite la chaux par l'oxalate ammonique; après avoir recueilli ce précipité sur un filtre, on évapore le liquide, on chauffe au rouge le résidu, en y ajoutant un peu de carbonate ammonique pendant l'opération, après quoi on le pèse; on dissout ensuite ce résidu dans l'eau, et on élimine l'acide sulfurique au moyen d'une dissolution d'acétate barytique. Le liquide séparé par filtration du sulfate barytique est évaporé, et la masse restante est chauffée au rouge; en la reprenant par l'eau, on dissout le carbonate sodique dans lequel on doit chercher la potasse. Le résidu insoluble dans l'eau, est dissous par l'acide chlorhydrique; en traitant cette dissolution par de l'acide sulfurique faible, on obtient du sulfate magnésique, de la quantité duquel on déduit celle de la magnésie. La magnésie et la soude, calculées à l'état de sulfates, doivent donner un poids égal à celui de la masse saline dont on les a retirées. Par la quantité de l'acide sulfurique et du chlore, on calcule celle des sulfates alcalins et du chlorure sodique. Si on trouve la quantité de l'acide sulfurique supérieure à celle qui est nécessaire pour la saturation des oxydes alcalins que l'on a obtenus, l'excès de cet acide est reporté sur la magnésie; quant à la portion restante des terres, on la calcule comme existant à l'état de bicarbonate.

Quant à la détermination des principes volatils de l'eau minérale, il n'y a ordinairement que le gaz carbonique dont on doive déterminer le volume. Ce gaz peut être mêlé avec des quantités insignifiantes d'oxygène et d'azote dont nous indiquerons plus tard, ainsi que du sulfide hydrique, les moyens de détermination. On néglige en général, comme nous l'avons vu, l'appréciation de l'acide carbonique, lorsqu'il n'en existe qu'une très-minime quantité dans l'eau minérale, mais souvent il est difficile de déterminer avec exactitude ce gaz dans les eaux qui en sont très-chargées. Elles contiennent les carbonates alcalins et terreux, dissous à l'état de bicarbonates, et quelquefois il s'y trouve en outre autant d'acide carbonique libre que l'eau saline a pu en dissoudre à la température qui lui était propre. Ordinairement on détermine le volume du gaz acide carbonique dissous, en faisant bouillir une quantité connue d'eau minérale, pour en chasser tous les principes gazeux. Bien que l'on dégage ainsi l'acide carbonique qui existe à l'état de simple dissolution dans l'eau, il s'échappe en même temps du gaz acide carbonique des bicarbonates dissous, et l'on ne peut pas déterminer avec précision la quantité de cet acide qu'abandonnent les bicarbonates alcalins, parce que leur dissolution perd plus ou moins d'acide carbonique suivant la durée de l'ébullition ou la pression de la colonne d'eau ou de mercure que le gaz doit traverser pour s'échapper. Comme il n'est guère important de déterminer quantitativement à l'état gazeux, l'acide carbonique qui peut être expulsé de l'eau minérale par l'ébullition, puisque dans plusieurs expériences successives on obtient rarement des résultats concordants, le mieux est de déterminer la totalité de cet acide soit combiné, soit simplement dissous, en le précipitant au moyen du chlorure barytique.

A un volume déterminé de l'eau minérale, on ajoute une dissolution d'ammoniaque exempte d'acide carbonique, et immédiatement après une dissolution de chlorure barytique en quantité suffisante; on ferme le vase dans lequel on opère, pour éviter l'action de l'air atmosphérique; on agite le mélange, puis on le laisse en repos pendant plusieurs heures. Le précipité qui se forme contient tout l'acide carbonique et tout l'acide sulfurique à l'état de carbonate et de sulfate barytiques, et en outre, toutes les substances qui se sépareraient de l'eau par l'ébullition. Une fois que le dépôt s'est réuni au fond du vase, on décante sur un filtre le liquide qui le recouvre, puis on lave le précipité dans le vase même, en l'agitant avec de l'eau distillée et bouillante; on laisse encore le précipité se déposer, et on décante de nouveau le liquide; la même opération doit être répétée plusieurs fois; enfin on recueille ce dépôt sur le filtre et on le lave à l'eau bouillante jusqu'à ce que l'eau de lavage, acidulée avec un peu d'acide nitrique, ne donne plus de précipité par une dissolution de nitrate argentique. La filtration et le lavage doivent être faits à l'abri du contact de l'air. On sèche le précipité, puis on le chauffe au rouge et on le pèse. Cette opération n'indique pas immédiatement la quantité de l'acide carbonique; on doit retrancher du poids du précipité celui des corps qui se déposent d'une quantité d'eau à part, égale à celle sur laquelle on opère. (Le précipité produit par évaporation est pesé après avoir été chauffé au rouge.) Le reste représente le sulfate et le carbonate barytiques, du poids desquels on doit encore déduire celui du sulfate barytique seul, qu'on aura trouvé par une détermination préalable de l'acide sulfurique ; il ne restera plus alors qu'à calculer exactement la quantité de l'acide carbonique d'après le poids du carbonate barytique trouvé. L'analyse devient un peu plus difficile lorsque l'eau minérale contient en même temps un phosphate alcalin, car alors le précipité renferme en outre du phosphate barytique. Ce cas se présente toutefois très-rarement; et lorsque une eau minérale contient du carbonate calcique, la quantité de phosphates est d'ordinaire si petite, qu'on peut la négliger. Du reste, lorsque l'on a par une recherche particulière, déterminé l'acide phosphorique, on peut trouver par le calcul le phosphate barytique contenu dans le précipité. Si on voulait déterminer immédiatement dans ce dernier la proportion de l'acide carbonique, on y arriverait en le traitant par de l'acide chlorhydrique et en recueillant l'acide carbonique qui se dégage.

Quand on opère sur une eau très-riche en acide carbonique, il est difficile de mesurer le volume de celle-ci, sans que cette opération entraîne une perte plus ou moins considérable de gaz que l'air déplace en s'y dissolvant. Le mieux est donc de déterminer cet acide à la source même, et l'on peut à cet effet employer avec avantage la méthode suivante, indiquée par le professeur J. Liebig. On introduit dans un flacon à large goulot un volume déterminé d'une dissolution de chlorure barytique à laquelle on a ajouté de l'ammoniaque, on le ferme avec un bouchon muni de deux tubes d'égal diamètre, dont l'un s'élève de 1 centimètre, l'autre de 8, en dehors du vase : le plus court pénètre dans le flacon de la longueur de 4 centimètres environ et l'autre de 2 seulement. Lorsque cet appareil est plongé dans l'eau, celle-ci pénètre dans le flacon par le tube dont la branche extérieure est la plus courte, tandis que l'air s'échappe par l'autre. L'entrée de l'eau cesse aussitôt que son niveau est arrivé au bout inférieur du tube le moins enfoncé dans le flacon.

Il faut observer attentivement le niveau que prend l'eau dans l'appareil; si, en effet, on l'enfonce trop profondément au-dessous de la surface de l'eau, celle-ci monte proportionnellement dans le long tube, et lorsqu'on vient à extraire l'appareil, il s'en écoule une partie par le tube le moins long, jusqu'à ce que l'équilibre se soit établi, ce qui serait une cause d'erreur. On reconnaît facilement la quantité de l'eau en observant son niveau dans le flacon rempli, le notant par un trait de lime, et mesurant ensuite le volume qu'elle occupe, duquel on doit déduire l'espace occupé par la dissolution de chlorure barytique qu'on avait introduite d'abord, on calcule ensuite la quantité d'acide carbonique que contient le précipité formé par le volume d'eau mesuré.

Lorsque l'on tient à déterminer dans une eau minérale qui renferme de l'acide carbonique libre et des bicarbonates, ou bien un mélange de carbonates et de bicarbonates, la quantité d'acide carbonique à ces divers états, on introduit l'eau dans un flacon à deux tubulures, dont l'une communique avec un appareil à hydrogène pur, tandis que l'autre porte un tube de dégagement qui plonge dans une solution de chlorure barytique ammoniacale. Le courant de gaz hydrogène traverse la masse du liquide, déplace l'acide carbonique libre, et l'entraîne dans la solution barytique où il est rendu sensible par le précipité qu'il y produit; si l'eau ne contient que des carbonates ou des bicarbonates, on n'a pas de précipitation. On ajoute ensuite à l'eau à essayer une dissolution d'un sel métallique neutre dont la base ne forme pas de bicarbonate, puis on opère comme précédemment; si l'eau contient un bicarbonate en dissolution, on a dans cette seconde opération un précipité dans la solution barytique. Enfin si l'on n'obtient encore aucun précipité, on doit rechercher la présence d'un carbonate neutre en opérant de la même manière, et ajoutant à l'eau de l'acide chlorhydrique; on peut aussi évaporer l'eau à sec, et traiter le résidu par un acide.

Quant à la détermination du sulfide hydrique qui se rencontre dans les eaux que l'on a nommées sulfureuses à cause de sa présence, cette opération a été rendue dans ces derniers temps beaucoup plus facile par la méthode de M. le docteur Du Pasquier de Lyon. Ce chimiste, pour déterminer le sulfide hydrique libre ou combiné d'une eau minérale, a substitué l'iode aux sels métalliques ordinairement employés ; sa méthode repose sur la propriété que possède ce corps de précipiter immédiatement le soufre et de se combiner avec l'hydrogène.

M. Du Pasquier dissout dans l'alcool un poids donné d'iode, et prend un certain volume de cette dissolution au moyen d'une pipette graduée appelée sulfhydromètre. Ce tube est terminé par une ouverture capillaire, tandis que l'autre bout est fermé par un bouchon. On remplit l'instrument de la teinture préparée, jusqu'au zéro de graduation, puis lorsqu'on enlève l'opercule, le liquide s'écoule goutte à goutte. Pour faire usage de cet instrument on verse dans une capsule de porcelaine une quantité déterminée de l'eau sulfureuse qu'il s'agit d'analyser; on y ajoute quelques gouttes de solution d'amidon très-claire, et on introduit dans le liquide ainsi préparé, la dissolution d'iode titrée. On agite à l'aide d'une baguette de verre, et on verse de cette dissolution jusqu'à ce que la liqueur commence à prendre une teinte bleue qui indique que tout le sulfide hydrique est décomposé. L'emploi du sulfhydromètre, quoique prompt et facile, n'est pas suffisant tel que nous venons de le décrire pour l'analyse d'une eau sulfureuse, parce qu'il n'indique pas si l'eau minérale contient du sulfide hydrique libre, ou des sulfures alcalins en solution, ou un mélange de ces corps, et qu'il ne donne pas même avec exactitude le soufre qui se trouve à l'état de sulfide hydrique et de sulfure quand l'eau, après avoir séjourné au contact de l'air, contient une certaine quantité d'hyposulfite qui s'est formé par l'action de l'oxygène sur les sulfures dissous, car on sait que les hyposulfites absorbent l'iode, en se transformant en iodures et en hyposulfates bisulfurés.

M. O. Henry a proposé d'agiter l'eau minérale dans un flacon qui en est entièrement rempli, avec de la poudre d'argent pur, jusqu'à ce que l'odeur du sulfide hydrique ait disparu, après que l'on a d'abord déterminé par un premier essai au sufhydromètre la proportion totale du soufre contenu dans ce gaz et dans les sulfures ; par un second essai sulfhydrométrique sur l'eau traitée par l'argent métallique, on a celle du soufre des sulfures, et par différence la proportion du sulfide hydrique. Pour déterminer isolément le soufre des hyposulfites, M. Henry fait bouillir avec du bicarbonate de potasse une quantité déterminée d'eau sulfureuse ; l'ébullition et l'acide carbonique du sel alcalin chassent à l'état de gaz hydrogène sulfuré, le soufre qui se trouve soit déjà à cet état, soit à l'état de sulfure ; lorsque cette eau ne précipite plus par le nitrate argentique ammoniacal, on opère avec le sulfhydromètre, qui n'indique alors que le soufre des hyposulfites. Enfin, prenant le cas compliqué de l'existence simultanée du soufre dans une eau minérale, à l'état de sulfide hydrique, de sulfures alcalins et d'hyposulfites, M. Du Pasquier a récemment proposé d'opérer comme suit :

On commence par déterminer au moyen de la liqueur d'iode titrée, la quantité totale du soufre contenu sous ces trois états, puis on ajoute à une nouvelle quantité d'eau minérale, du sulfate zincique neutre jusqu'à précipitation complète du soufre des sulfures, et du sulfide hydrique ; on filtre le liquide, on lave le dépôt de sulfure zincique, et on réunit les eaux de lavage au liquide filtré ; enfin on détermine par le sulfhydromètre le soufre que la liqueur ne contient plus qu'à l'état d'hyposulfite. On voit donc que la sulfhydrométrie fournit en définitive un moyen si facile d'analyse, qu'il n'est pas nécessaire d'une grande habileté pour déterminer la proportion du soufre libre ou combiné qui se rencontre dans une eau minérale ; ce procédé est en outre d'une exécution tellement prompte, qu'on peut faire 15 à 20 expériences en moins d'une heure et par conséquent être sûr de ne pas commettre d'erreur (1).

(1) La marche suivie par M. Fresenius pour doser les sulfures des eaux minérales en même temps que le sulfide hydrique libre, quoique très-rationnelle, est loin aussi d'être exempte de quelques inconvénients que l'on peut reprocher au procédé sulfhydro-métrique. Cette nouvelle méthode analytique qui

Disons à ce propos que l'emploi, pour un grand nombre de cas, de liqueurs titrées, dans l'analyse des eaux minérales, contribuerait beaucoup à l'exactitude des évaluations quantitatives et à la rapidité de leur exécution. Nous avons souvent employé à la détermination de l'acide sulfurique, avec les avantages d'une grande promptitude et d'une précision remarquable, une solution titrée de nitrate barytique. On ajoute à cet effet goutte à goutte une quantité pesée de ce réactif à l'eau préalablement concentrée et aiguisée d'acide nitrique, en agitant avec une baguette de verre, tant qu'il se forme un trouble, et l'on peut ensuite directement, d'après le poids de la liqueur employée, déterminer la quantité d'acide sulfurique contenu dans l'eau. La solution barytique la plus convenable à cet usage se prépare en dissolvant 3 1/4 parties de nitrate de baryte parfaitement sec et chimiquement pur dans 96 3/4 d'eau distillée ; 100 parties de cette solution correspondent à une partie d'acide sulfurique. On n'a par conséquent qu'à diviser par 100 le poids de ce réactif employé à la précipitation complète, pour obtenir la quantité correspondante d'acide sulfurique. Il en est de même pour la détermination de l'acide chlorhydrique (chlore) que l'on peut évaluer par la quantité de réactif employé, beaucoup plus commodément que par celle du chlorure d'argent précipité. La solution à laquelle nous nous sommes arrêté pour cet usage, est celle que l'on obtient en dissolvant 6 1/2 parties de nitrate argentique fondu parfaitement pur, dans 93 1/2 parties d'eau distillée. En divisant par 71, 95, le poids du réactif employé, on obtient la quantité d'acide chlorhydrique existant dans l'eau minérale. 100 parties d'une solution qui contient 6, 5 de nitrate argentique correspondent à 1, 389 d'acide chlorhydrique ; par conséquent : $\frac{100}{1,389} = 71,95$.

On voit aisément que la détermination quantitative des principes que nous venons d'examiner pourrait être rendue plus simple et plus expéditive encore, si au lieu de prendre un poids déterminé du réactif et d'évaluer la quantité employée par la différence de ce qui reste après saturation des principes cherchés, on se servait de pipettes graduées. Cette méthode de dosage par voie humide à l'aide de liqueurs normales pourrait remplacer beaucoup plus généralement le dosage par pesées des précipités obtenus. Elle devrait être appliquée toutes les fois que deux corps au sein d'un véhicule peuvent exercer l'un sur l'autre dans des proportions équivalentes une réaction caractéristique bien définie, tranchée, et qu'il est possible de saisir clairement le moment précis où la réaction est complète. Le dosage par volume, prendra bientôt, nous n'en doutons point, une plus grande extension, et ne peut manquer de remplacer avec avantage, dans les conditions précitées, l'emploi des balances qui, malgré leur sensible précision, nécessitent souvent beaucoup de précautions et de soins dont la moindre négligence entraîne des erreurs quelquefois assez graves.

Mais revenons à l'examen des eaux qui renferment un principe sulfureux et poursuivons leur analyse quantitative.

Nous avons vu comment on parvenait, au moyen du sulfhydromètre, à déterminer avec une grande précision la quantité de soufre contenu dans les eaux, à l'état de sulfide hydrique libre, de sulfure, et même d'hyposulfite. Cependant, au lieu de l'iode, on pourrait encore, pour évaluer la quantité du soufre des sources hépatiques, se servir de la dissolution d'un sel métallique qui soit susceptible de donner

exige une longue digestion de l'eau avec un excès d'oxyde magnésique, que l'on fait ensuite bouillir en recueillant les gaz est fondée sur ce qu'à la température de l'ébullition de l'eau, le sulfhydrate sodique se décompose en sulfide hydrique et en sulfure sodique, et sur ce qu'à cette même température le sulfure magnésique formé se décompose en sulfide hydrique et en oxyde magnésique. Le sulfide hydrique résultant de cette réaction est fixé par l'acide arsénieux, et la différence qui résulte du dosage du sulfide hydrique libre avec le dosage de la totalité du soufre précipité par le même réactif dans une autre portion de l'eau, exprime la quantité de soufre combiné aux bases. E. V.

un sulfure insoluble, et le réactif le plus convenable à cet usage est le nitrate argentique. Il est nécessaire toutefois, lorsqu'on emploie celui-ci, d'ajouter à l'eau minérale un excès d'ammoniaque, qui empêche que du chlorure argentique se précipite en même temps que le sulfure d'argent, et qui permet seulement, dans le cas où il y aurait des combinaisons d'iode, qu'il se précipite de l'iodure argentique quand l'ammoniaque elle-même ne produit pas de précipité dans l'eau. Si ce dernier cas a lieu, on peut avant d'y verser la dissolution argentique, ajouter à l'eau minérale de l'ammoniaque, séparer par la filtration le précipité qui s'est produit, et ensuite seulement précipiter du sulfure d'argent. Après que ce sulfure s'est bien rassemblé au fond de la liqueur, on le réunit sur un filtre pesé, et l'on en détermine la quantité d'après laquelle on calcule celle du soufre contenu dans la source.

Après avoir de l'une ou de l'autre manière déterminé la proportion du soufre dans une quantité donnée de l'eau minérale, on prend une autre portion de cette dernière, dont on détermine les principes fixes d'après les méthodes qui ont été précédemment décrites. Pendant l'évaporation, le sulfure métallique soluble qui serait contenu dans l'eau minérale se décompose, circonstance à laquelle on doit avoir égard. En effet, les eaux sulfureuses dans lesquelles il y a des carbonates alcalins ne contiennent pas de sulfide hydrique libre, mais un sulfure métallique soluble; et si l'eau minérale contient des bicarbonates alcalins, de l'acide carbonique et un sulfure soluble, il s'en dégage du gaz sulfide hydrique, avec du gaz acide carbonique, quand on la chauffe dans une cornue.

Avec les eaux qui contiennent une assez grande quantité d'acides carbonique et sulfhydrique libres, il s'échappe ordinairement de la source, un gaz dont la quantité est souvent assez considérable pour que l'eau semble être en ébullition continuelle. Pour examiner ce gaz, on le recueille à la source même dans une éprouvette de verre graduée. On commence par remplir celle-ci avec l'eau de la source, on plonge son orifice au-dessous du niveau du liquide, on y reçoit les bulles d'air qui se dégagent, on la bouche avec la main quand elle est pleine de gaz et on l'ouvre sous le mercure. On fait ensuite absorber le sulfide hydrique et l'acide carbonique par de l'hydrate potassique, et on examine le gaz restant qui contient d'ordinaire, comme nous l'avons déjà fait observer, un peu d'oxygène et comparativement beaucoup d'azote. S'il s'agissait de connaître la proportion relative de ces deux gaz, on procéderait comme pour l'analyse ordinaire de l'air, en éliminant l'oxygène au moyen du phosphore. Après s'être assuré de l'absence d'hydrogène, ou de carbure dihydrique dont il existe quelquefois des traces insignifiantes, le volume de l'azote restant serait défalqué du volume du mélange des deux gaz, et l'on aurait par conséquent celui de l'oxygène.

Les eaux salines contiennent moins que les autres, d'acide carbonique libre ou de principes volatils dont il soit important de déterminer la quantité. La plupart des chimistes suivent encore dans l'analyse des eaux de cette espèce la méthode de Berzélius qui consiste à employer l'alcool pour séparer les sels solubles de ceux qui sont peu solubles et que ce menstrue ne dissout pas; mais ce mode de traitement de l'eau minérale offre de grandes difficultés et ne donne cependant pas de résultats exacts. Il vaut mieux, suivant le Dr Mohr de Coblence, ramener l'eau saline à la composition d'une eau alcaline, et déterminer immédiatement la quantité des principes fixes de la source saline, en en évaporant une quantité déterminée et en y ajoutant pendant l'évaporation un poids connu de carbonate sodique fondu. Ce sel, en se dissolvant, précipite la chaux et la magnésie à l'état de carbonates neutres : l'eau acquiert ainsi la composition d'une eau minérale alcaline et peut être analysée d'après la même méthode générale que nous avons précédemment indiquée. La quantité de carbonate sodique doit être suffisante pour décomposer complétement les chlorures calcique et magnésique ; après l'évaporation, on sèche le résidu, et on le chauffe au rouge; on déduit de son poids celui du carbonate employé; le reste représente le poids des matières fixes de l'eau minérale qu'il est fort difficile de déterminer autrement. Il faut se rappeler que par la calcination de la masse sèche, le carbonate magnésique produit, a perdu tout son acide carbonique. Si l'eau saline contient des carbonates terreux et de l'oxyde ferreux, l'addition du carbonate sodique doit suivre la précipitation de ces corps, toutes les fois qu'on veut les déterminer séparément. Dans le cas contraire, on ajoutera le carbonate sodique, et on procédera immédiatement à l'évaporation à sec.

Il nous reste pour compléter ce qui est relatif à l'analyse quantitative des eaux minérales, à indiquer la détermination des acides organiques qui s'y rencontrent. Suivant Berzélius ces acides, crénique et apocrénique, sont en partie dissous dans l'eau, en combinaison avec des alcalis, partie contenus dans le dépôt de certaines sources avec de l'oxyde ferrique. On les sépare de l'eau minérale de la manière suivante : on acidule le liquide par de l'acide acétique, puis on y ajoute une dissolution d'acétate cuivrique tant qu'il se produit un précipité brun. Tout l'apocrénate cuivrique se précipite, tandis que le crénate reste dissous dans l'acide acétique libre. On lave le précipité avec de l'eau, mais en petite quantité, car il pourrait s'en dissoudre un peu ; au liquide filtré, on ajoute ensuite du carbonate d'ammoniaque jusqu'à saturation complète de l'acide acétique : on peut même en ajouter un excès sans qu'il en résulte d'inconvénient. Par ce moyen, il se précipite une combinaison de crénate et d'acétate cuivriques : la précipitation se fait plus facilement lorsqu'on porte ce liquide à +50° ; elle est également favorisée par un excès d'oxyde cuivrique. Tant que le liquide filtré est verdâtre, et ne se colore pas en bleu, on juge qu'il contient encore du crénate cuivrique en dissolution ; pour en déterminer la précipitation, on ajoute une proportion convenable de carbonate ammonique et on chauffe. On lave avec soin le crénate cuivrique en employant le moins d'eau possible, puis on le décompose par le sulfide hydrique : d'ordinaire le sulfure cuivrique qui se précipite dans cette opération n'est pas noir, mais de couleur brune, et lorsqu'on cherche à le séparer par filtration, le liquide passe coloré à travers le filtre. La séparation de ce précipité est d'autant plus difficile, que l'on a employé une plus grande proportion d'eau ; il retient encore de l'acide apocrénique qui peut être enlevé au moyen d'un peu de carbonate potassique. Le liquide filtré est évaporé dans le vide sur l'acide sulfurique ; le résidu est l'acide crénique dont on détermine le poids. Quant à l'apocrénate cuivrique, on le décompose de la même manière, par le sulfide hydrique ; le sulfure cuivrique se précipite encore plus difficilement que dans l'opération précédente.

Le dépôt ferrugineux qui se forme au contact de l'air dans plusieurs eaux minérales, contient des acides crénique et apocrénique qu'on peut en retirer en le faisant bouillir avec une solution de potasse, jusqu'à ce qu'il ait perdu sa cohésion, et qu'il ait pris l'aspect de l'oxyde ferrique précipité, ce qui exige une ébullition de quelques heures. Si on se borne à une digestion dans la solution de potasse, la décomposition est très-lente et incomplète ; il n'est même pas possible, par une longue ébullition, de séparer en totalité les deux acides de l'oxyde ferrique : après les avoir dissous dans la solution alcaline, on les séparera par la méthode qui a été indiquée.

Lorsqu'on a par des procédés analytiques, déterminé la nature des bases et des acides contenus dans une eau minérale, il reste à établir leur mode de combinaison réciproque, mais cette déterminatisn offre plus d'une difficulté.

En partant de ce principe seul que les acides les plus forts sont combinés aux bases les plus fortes, on exclut d'avance des sels que l'ont peut cependant retrouver par l'analyse tels par exemple que les carbonates alcalins. On admet en général que dans une eau saline, dans une eau de mer par exemple, les sels minéralisateurs se trouvent naturellement à l'état auquel on les retire par les procédés analytiques, bien que, selon toute évidence, ils éprouvent des changements dans le cours de l'opération, et que les combinaisons que sépare l'analyse n'existent pas au même état dans l'eau telle qu'elle se trouve dans la nature. Ainsi Murray a cherché à démontrer que le sulfate sodique et le chlorure calcique peuvent exister simultanément dans une solution fort étendue sans éprouver de décomposition mutuelle. Ce chimiste a avancé que dans beaucoup d'eaux minérales le sulfate de chaux ne se forme que pendant l'évaporation, par double décomposition du sulfate sodique et du chlorhydrate calcique, et s'appuie pour cette démonstration sur ce fait, que par une addition de sulfate sodique à certaines eaux de sources, la quantité de gypse se trouve augmentée dans celle-ci après leur concentration. Il a ajouté à une pinte d'eau de la fontaine de Dunblane, 10 grains de sulfate sodique cristallisé et a obtenu par l'évaporation 7 grains de sulfate calcique, quantité double de celle que donne le même volume d'eau sans addition de sulfate alcalin. Il est donc rendu évident par là que lorsqu'on dissout du sel de Glauber dans cette eau, une quantité proportionnelle de sulfate calcique et par suite aussi de sel marin doit être produite. Ces expériences, comme l'ajoute l'auteur lui-même, ne prouvent pas d'une manière définitive que dans l'eau minérale prémentionnée, l'acide sulfurique se trouve combiné originairement à la soude, mais elles donnent pourtant à cette opinion un très grand fond de vraisemblance, surtout lorsque l'on fait entrer en considération l'action thérapeutique qu'exerce cette eau sur l'organisme; et d'après cette manière de voir, les données relatives à la composition d'un grand nombre d'eaux sanitaires devraient être formulées tout autrement qu'on ne l'a fait en général. Le gypse et le sel marin que le chimiste rencontre dans la plupart d'entre elles, disparaissent dès lors complètement ou du moins en partie, de leur composition, et doivent être remplacés par des sels plus actifs, par la présence desquels il devient beaucoup plus rationnel de concevoir l'influence médicatrice de certaines sources minérales.

Murray fait encore cette remarque, que l'on trouve aussi le carbonate calcique en quantité souvent notable, dans des eaux qui ne renferment même pas un excès d'acide carbonique par lequel la dissolution de ce sel pût être justifiée. Cette combinaison à peu près insoluble dans l'eau, doit donc être considérée comme produite dans le cours de l'analyse, et se trouvait sans doute remplacée dans l'eau native par du carbonate sodique. Murray pense enfin que les eaux minérales qui donnent à l'analyse beaucoup de carbonate sodique et en outre des carbonates calcique et magnésique ainsi que du sel marin, renferment originairement du carbonate sodique et des chlorhydrates calcique et magnésique. Le carbonate sodique s'y trouve, d'après lui, primitivement en plus grande quantité que l'analyse ne semble le démontrer, mais il est probable que pendant l'évaporation de l'eau, celui-ci décompose les chlorhydrates de chaux et de magnésie, et que de cette manière se forment les carbonates terreux et une plus grande quantité de sel marin que n'en contient réellement la source à l'état naturel, nous pourrions dire, vierge.

D'autres savants se sont fondés pour le groupement des produits de leurs analyses, sur ce principe, que le nombre des sels renfermés dans une eau minérale devait être égal au produit de tous les acides combinés avec les diverses bases, tandis que Murray, au contraire, prétend que les combinaisons les plus solubles forment seules la composition originaire de l'eau, et que les produits que nous laisse l'évaporation se forment subséquemment. Il serait très-difficile d'éclaircir ce différend en cherchant à résoudre les problèmes qu'il soulève par des expériences directes; mais on voit clairement que les preuves que le chimiste anglais assigne à l'appui de son opinion confirment également l'autre manière de voir. Toutefois, on ne peut nier que les raisons qu'il allègue ne soient entachées d'une partialité trop systématique; et comme le remarque fort bien Berzélius, Murray exagère d'une façon outrée la différence qui peut exister entre les résultats de l'analyse, et la composition réelle des sources minérales. On ne voit pas bien, en effet, pourquoi, parmi les sels ceux-là seulement qui forment les combinaisons les plus solubles, existeraient à l'exclusion des autres dans une eau minérale, puisque dans les sources, même les plus riches en principes fixes, le liquide dissolvant, loin d'en être saturé, se trouve constamment en excès tel, qu'il y a toujours, pour les sels les moins solubles, une quantité suffisante de menstrue pour maintenir ceux-ci en solution complète. De plus , par la raison que de tous les sels dont on peut supposer l'existence dans une eau minérale, les chlorhydrates calcique et magnésique sont les combinaisons les plus solubles, et que leurs éléments appartiennent aux substances que l'on rencontre le plus fréquemment dans les eaux minérales, il en résulte que ces sels devraient être placés en première ligne dans le résultat de l'analyse. Or, quoique rien ne s'oppose à ce qu'on admette cette supposition, on pourrait difficilement s'expliquer alors d'une manière satisfaisante les effets thérapeutiques souvent si opposés des diverses eaux minérales, alors même que l'on prendrait en considération l'action spéciale des autres composants. D'après l'autre hypothèse, au contraire, il existe toujours à vrai dire, des chlorhydrates calcique et magnésique parmi les principes des eaux minérales, lorsque l'on y rencontre du chlore, de la chaux et de la magnésie, mais toujours dans des rapports quantitatifs différents, subordonnés aux proportions des autres sels et des bases, depuis des quantités à peine appréciables jusqu'au summum. Cette théorie explique de la manière la plus satisfaisante les modes d'action si variées des substances que l'on rencontre dans les eaux minérales, puisqu'il suffirait de la prédominance d'un seul acide ou d'une seule base dans une source dont la composition s'accorderait du reste en tous points avec une autre, pour que d'après cela, il puisse résulter déjà une variation notable dans le groupement des principes de cette eau. Supposons par exemple que les analyses de deux sources nous aient donné pour résultats les substances suivantes : du carbonate sodique, du chlorhydrate de la même base et du carbonate calcique. — En admettant que les deux premiers sels aient été trouvés en rapport quantitatif exactement semblable, et le dernier seul en proportion différente, on ne devra pas seulement, d'après l'opinion que nous venons de développer, chercher la cause qui fait varier l'action pharmacodynamique des deux eaux minérales, dans l'inégale quantité de carbonate calcique ; mais la prédominance de ce sel, tel que l'analyse l'a trouvé, devra nous indiquer déjà, d'après la proportion de l'acide carbonique et de la chaux, ainsi que les degrés d'affinité de ces corps, des rapports quantitatifs tout différents de carbonate et de chlorhydrate sodiques, ainsi que de carbonate et de chlorhydrate calciques, que ces quatre sels rencontrés à la fois dans les deux eaux minérales ne le donnaient à supposer. Que si maintenant, l'on demande au chimiste de combien est rigoureusement exacte, cette quantité différentielle, pour chacun des quatre sels, ce dernier sera forcé de répondre que dans l'état actuel de la science cette détermination n'est guère strictement possible ; car ces évaluations reposent non-seulement sur la quantité des acides et des bases, dont l'appréciation est facile, mais aussi sur le degré d'affinité réciproque des acides et des bases, question importante sur laquelle des données concluantes et décisives manquent encore à la chimie. Nous sommes donc obligé de convenir avec Berzélius, qu'il est impossible de déterminer avec exactitude de quelle manière les acides et les bases se trouvent véritablement combinés dans les solutions complexes, et qu'il suffit dans ces cas que nous en séparions les divers principes avec netteté. La théorie indique que toutes les substances que nous trouvons dans les eaux minérales n'y existent pas, il est vrai, à l'état de combinaison tel que le résultat de l'analyse nous le montre, mais on aurait tort de chercher d'autres arrangements, car ce groupement artificiel ne pourrait jamais reposer que sur une supposition incertaine et purement gratuite, par la raison que l'on ne peut établir encore avec certitude de quelle manière se trouvent véritablement combinées les parties constituantes de deux sels contenus dans la même dissolution toutes les fois qu'elles ne peuvent pas donner naissance à un composé insoluble ou peu soluble. Si l'on admet que les sels contenus dans une eau ne forment pas de sels doubles, ce qu'il y a de plus vraisemblable, c'est que, dans la plupart des cas, ils existent dans la dissolution, à l'état auquel ils s'en séparent en cristallisant par l'évaporation spontanée ou à la température la moins élevée possible; le sel le moins soluble se dépose alors le premier.

Mais la solubilité des sels étant très-difficile à apprécier on ne peut pas arriver à des conséquences rigoureuses en s'appuyant sur cette propriété qui doit varier suivant les circonstances. Si, par exemple, on avait à la fois dans une dissolution de l'acide sulfurique, de l'acide chlorhydrique, de la soude et de la magnésie, on ne pourrait pas déterminer si ces corps sont combinés de manière à donner du chlorure sodique et du sulfate magnésique, ou plutôt du sulfate sodique et du chlorure magnésique comme le suppose Murray. Dans l'analyse de l'eau de mer, quelques chimistes ont signalé le sulfate sodique, parce qu'ils ont obtenu ce sel, en traitant par l'alcool, d'après la méthode usitée autrefois, le résidu de l'évaporation.

Lavoisier, dans son analyse de l'eau de mer prise à Dieppe, Lichtenberg dans celle de la Baltique, ont admis les sulfates sodique et magnésique et les chlorures magnésique et sodique, comme existant en même temps en solution; tandis que Vogel, Link et Pfaff, dans l'analyse de diverses eaux de mer, n'ont pas trouvé de sulfate sodique.

Suivant Th. Grotthus, la raison de cette différence est que le sulfate magnésique et le chlorure sodique, par l'ébullition dans l'alcool, se décomposent réciproquement, et se convertissent peu à peu en chlorure magnésique et en sulfate sodique. Cette décomposition s'opère constamment, il est vrai, mais elle n'est que partielle, et exige une ébullition soutenue pendant longtemps, ce qui n'arrive pas ordinairement dans les analyses. Probablement, lorsqu'on a trouvé du sulfate sodique, l'évaporation avait été faite à l'ébullition : en se bornant à une température qui ne dépasse pas + 50°, on ne trouve pas de sulfate sodique dans l'eau de mer. Bien qu'en général la détermination de l'état des sels contenus dans une solution, soit comme nous venons de le voir une chose difficile, il se présente toutefois des cas particuliers, dans lesquels on peut se prononcer, avec beaucoup de probabilité. Ainsi par exemple, dans une liqueur contenant à la fois de l'acide sulfurique et de l'acide acétique, de la soude et de l'oxyde ferrique, on peut établir comme positif que cette dernière base est combinée à l'acide acétique.

Les caractères de saveur et autres semblables, pourront être encore consultés avec avantage pour la résolution du problème. Toujours est-il, d'après ce qui précède, que dans beaucoup de cas, le chimiste admet nécessairement dans l'analyse, la présence de certains sels, d'une manière plus ou moins arbitraire, et par conséquent, on ne doit pas s'étonner des compositions très-différentes et quelquefois en apparence contradictoires que certains auteurs ont assignées à une seule et même eau minérale (1).

Mais, quelque dissemblables que puissent paraître les résultats de leurs analyses quant aux groupements, on peut toujours y distinguer, lorsqu'elles ont été bien conduites, les mêmes principes élémentaires; tandis qu'il n'en est pas de même des différences résultant des changements originaires ou extemporanés que peuvent subir les eaux d'un grand nombre de sources. Ces dernières circonstances sont, comme on le conçoit, de la plus haute importance, non-seulement quant à l'analyse, mais encore dans l'application thérapeutique des eaux minérales; et d'après

(1) G. Bischof. *Betracht. über Mineralquellen.*

le grand nombre d'observations que nous avons été à même de recueillir relativement aux altérations de ces produits naturels, nous ne pouvons que nous étonner de l'incurie que la plupart des hydrologues ont mise à les consigner.

Ces variations profondes ou accidentelles qu'éprouvent les sources dans leur composition nous ont été si fréquemment démontrées, nous les avons reconnues sous tant de formes différentes qu'il nous a paru d'un très-haut intérêt d'appeler spécialement l'attention sur ce sujet, à l'étude duquel nous nous sommes particulièrement attaché. Sans une connaissance exacte des nombreuses métamorphoses que peuvent éprouver les eaux minérales, soit dans le sein de la terre, soit pendant le puisement ou le transport, il est en effet impossible d'établir aucune donnée positive relativement à leur analyse, et encore moins à leur application hygiénique ou médicinale.

Mais avant d'aborder ce chapitre nous devons mentionner encore plusieurs causes d'erreurs que nous ne pouvons passer sous silence, et qui peuvent, en intervenant pendant le cours de l'analyse, donner lieu à de faux résultats. Ainsi lorsqu'on évapore à siccité une eau minérale qui contient, entre autres, principes du carbonate sodique, et qu'on lave le résidu par l'eau distillée, il arrive toujours, comme nous l'avons du reste déjà dit, qu'une certaine quantité de magnésie et de chaux, cette dernière substance pourtant en moindre proportion, est entraînée dans la dissolution. On retrouve ces terres en évaporant de nouveau la solution et redissolvant encore dans l'eau le résidu calciné. — Si l'on négligeait cette précaution, et que l'on saturât directement la solution par l'acide chlorhydrique, pour déterminer le carbonate sodique, il se produirait naturellement des chlorures de magnésium et de calcium. Une plus grande proportion encore de magnésie demeurerait parmi les sels solubles dans l'eau si, au lieu d'évaporer jusqu'à siccité, on se bornait comme le font quelques chimistes à concentrer l'eau minérale jusqu'au point où toutes les substances insolubles paraissent s'être déposées. Il est alors une autre circonstance qui peut donner bien plus facilement lieu à erreur; ainsi dans le cas où l'eau contienne en même temps que du carbonate sodique, un sulfate ou un chlorhydrate de chaux ou de magnésie ; en évaporant l'eau au 1/10 de la masse primitive, il ne s'en suivra pas, comme on pourrait le supposer, que les sels de chaux et de magnésie seront complétement précipités par le carbonate sodique ; une partie des sels terreux demeurera dans la liqueur, en présence même du sel alcalin, sans avoir été décomposée, car l'expérience prouve que le carbonate sodique et le sulfate magnésique, de même que le chlorhydrate de cette base et celui de chaux, ne se décomposent point lorsque les deux premiers sels existent en solution dans l'eau à la proportion d'environ 60 parties et les deux derniers de 6 à 700 parties de véhicule. Quant au chlorure de magnésium on sait que ce sel n'est pas précipité d'une solution même assez concentrée, par le carbonate sodique, si l'on ne prend point la précaution d'évaporer la solution jusqu'à siccité. Les sels calcique et magnésique devront donc encore être transformés en carbonates, lorsqu'après la séparation des principes insolubles de l'eau concentrée, l'on évapore l'eau mère à siccité ; mais par la raison que ces deux terres viennent se joindre aux sels solubles au nombre desquels on n'est pas en droit de les attendre, il pourrait en résulter des erreurs, si l'on négligeait les précautions que nous venons de relater.

Il est encore une observation relative aux inexactitudes qui peuvent se glisser dans l'analyse, que je crois devoir rapporter, afin de prémunir contre des erreurs semblables ceux qui sont chargés de ces sortes de travaux. Il m'est arrivé, en opérant la détermination des principes constituants d'une eau ferrugineuse qui avait séjourné pendant quelque temps en cruche, d'y rencontrer une quantité de fer sensiblement plus forte, que je ne l'ai reconnu depuis exister en réalité dans l'eau de la même source, puisée fraîchement au bassin. Voici, comme je m'en suis convaincu, d'où dépendait l'erreur. Après avoir vidé le cruchon, j'en lavai à plusieurs reprises l'intérieur à l'eau distillée afin d'entraîner les flocons d'oxyde ferrique hydraté qui s'étaient déposés, et dans le but de recueillir plus sûrement les dernières traces de ce corps qui auraient pu adhérer aux parois du vase ; j'y versai ensuite quelques gouttes d'acide chlorhydrique parfaitement pur et étendu. Celui-ci se colora encore en jaune, et me donna un précipité d'hydrate ferrique par l'ammoniaque. La quantité du fer ayant été évaluée à la manière ordinaire, j'obtins un résultat qui surpassait d'une quantité notable la proportion de cette base que je trouvai dans une seconde analyse de la même eau récemment puisée dans un flacon en verre. Cette différence de résultats me donna à penser que l'excès de fer trouvé dans la première opération pouvait bien avoir été enlevé à la substance même du vase par l'acide chlorhydrique. A l'effet de m'en convaincre, je soumis à l'expérience quelques cruchons provenant de différentes fabriques, et il me fut facile d'acquérir la certitude que dans l'un d'entre eux l'acide avait enlevé des traces assez notables de fer pour avoir pu entraîner l'erreur que j'avais rencontrée. Il est donc évident que la présence de ce métal dépendait de la cuisson imparfaite de l'argile ferrugineuse employée à la fabrication du vase, ou à une mauvaise application de la couverte.

Ce sont là de ces cas que l'on peut rencontrer dans la pratique et auxquels il est bon de prêter attention ; mais quoi qu'il en soit, les différences de résultats que peuvent amener dans l'analyse d'une eau minérale les causes de cette nature sont beaucoup moins nombreuses, lorsqu'on agit avec précaution, que celles qui résultent des changements intimes que subissent certaines sources ou des dégénérescences qu'éprouvent leurs eaux pendant le transport. On se ferait en effet difficilement une idée des innombrables altérations dont les eaux minérales sont susceptibles, et il serait arbitraire d'accuser d'inexactitude les auteurs d'analyses dont les résultats ne se seraient pas rencontrés exactement concordants ; puisque tant de causes telles que les vicissitudes atmosphériques et surtout les cataclysmes souterrains de notre planète peuvent faire varier quantitativement et même qualitativement les principes minéralisateurs des sources minérales et par conséquent modifier leur composition ainsi que les vertus qui les caractérisent. C'est à ces variations naturelles des eaux, plus encore qu'à la négligence de quelques précautions dont l'expérience apprend seule la valeur, qu'il faut attribuer les différences analytiques que l'on a trouvées par rapport à quelques eaux dans les examens répétés auxquels elles ont été soumises ; de là nécessairement aussi les nombreuses incertitudes relatives à leur emploi médicinal et leur action thérapeutique tour à tour révoquée en doute, ou vantée à l'excès.

Lorsque des phénomènes dépendent de conditions nombreuses, très-diverses, et en partie même opposées, il est fort difficile d'embrasser leur étude sous un même point de vue, et d'établir à leur égard les moindres principes qui puissent par quelques points généraux, servir à les coordonner : ceci est particulièrement le cas pour les eaux minérales sur l'uniformité ou la mutabilité de composition desquelles il n'est guère possible de décider rien de positif.

Un grand nombre de sources conservent depuis un temps très-reculé une composition à peu près identique et permanente, mais il n'en est pas moins vrai que les unes éprouvent souvent diverses fluctuations brusques et extraordinaires, tandis que d'autres ne s'altèrent qu'insensiblement, avec une lenteur de plusieurs siècles, qui peut nous paraître inappréciable ; on conçoit en effet que certaines eaux minérales se maintiennent dans le même état pendant un temps beaucoup plus long que d'autres, car à l'une peuvent s'offrir des masses homogènes de substances minéralisatrices beaucoup plus considérables qu'à celle-ci ; toujours est-il qu'aucune d'elles ne peut demeurer constamment inaltérable et nous devons nécessairement admettre que les eaux minérales, comme tout ce qui existe, subissent à la longue des détériorations plus ou moins profondes, par suite des changements qui s'opèrent dans les entrailles mêmes de la terre. Des sources se montrent, d'autres disparaissent, n'est-il pas rationnel de croire que quelques-unes de celles qui subsistent puissent aussi être modifiées. C'est surtout dans les fontaines qui avoisinent les volcans encore en activité que se remarquent les perturbations les plus notables dans la température et la constitution chimique, et de toutes les causes qui amènent des changements dans leur nature intime, celles qui paraissent influer le plus profondément, sont les tremblements de terre et les catastrophes volcaniques. Ces observations, notons-le ici en passant, viennent encore confirmer l'opinion que nous avons émise relativement à l'identité qui rallie l'origine de ces derniers phénomènes à celle des sources minérales proprement dite, et particulièrement des thermes, opinion que nous pourrons formuler, en disant que les sources minérales ne sont qu'une manifestation de cette action ignée qui persiste encore à de grandes profondeurs, sous l'écorce de notre globe, et dont les convulsions volcaniques nous manifestent encore de temps en temps la puissance affaiblie. La concordance du bouleversement des sources avec les phénomènes plutoniens doit en effet dépendre nécessairement de ce que par l'ébranlement de la croûte terrestre, des crevasses s'ouvrent ou se ferment dans l'intérieur des roches, et que par là les eaux entrent en contact avec de nouvelles substances qu'elles entraînent, ou que, dans d'autres cas, elles sont refoulées au dehors par le comblement des canaux préexistants. Si des crevasses plus profondes se forment, l'eau météorique pénétrant par ces conduits plus avant vers le foyer igné, s'échauffera nécessairement davantage. Si au contraire ces fissures se referment, l'opposé aura lieu, et la source se refroidira. Ces états nouveaux persistent alors pendant des temps plus ou moins longs, les circonstances qui les ont fait naître pouvant rester indéfiniment les mêmes ; mais il est des eaux minérales dont la composition et la température ne sont sujettes qu'à varier momentanément ; par exemple celles des montagnes perdent quelquefois de leur densité, et se refroidissent pendant les plus fortes chaleurs de l'été, en conséquence de l'infiltration profonde de l'eau qui résulte de la fonte des neiges ; d'autres fois ces variations sont occasionnées par des pluies abondantes, le débordement d'un fleuve ou le flux de la mer ; il est pourtant vrai de dire que ces circonstances sont assez rares, car les phénomènes météorologiques n'ont que peu d'influence sur la composition et surtout sur la température des eaux minérales; et la constance de leur degré thermométrique est un fait remarquable et d'une signification très-importante, puisque, comme nous l'avons déjà vu, elle reste à peu près la même dans la plupart des sources pendant toutes les saisons de l'année.

Abstraction faite des causes fortuites qui peuvent amener un changement dans les sources minérales, comme par exemple le suintement d'une quantité considérable d'eaux pluviales, ou le mélange par certaines circonstances, telles qu'un éboulement ou la formation d'une crevasse, des eaux de deux sources différentes, il est une autre cause à laquelle on a jusqu'ici prêté trop peu d'attention, et qui doit puissamment contribuer à leur altération lente, c'est que certaines sources, par une précipitation partielle de leurs principes fixes, se ferment souvent à elles-mêmes le passage ; et c'est la raison qui nous semble également le mieux rendre compte du tarissement insensible qu'éprouvent quelques fontaines minérales. Cette précipitation se dépose naturellement dans les parties inférieures de la veine et s'accroît peu à peu en hauteur : il s'ensuit que l'eau météorique pénétrant à une profondeur constamment moindre, s'échauffera de moins en moins, les conduits devenant en outre plus étroits, son jet devra nécessairement s'affaiblir et à la longue disparaître tout à fait à cause de l'obstruction complète des canaux intérieurs. On en voit un exemple frappant aux sources de Carlsbad dont les bouches se ferment peu à peu par un encroûtement de carbonate de chaux (Sprudelstein) qui se dépose aussi dans les conduits et cela si promptement qu'on est obligé de les percer plusieurs fois par an. Nous avons du reste déjà eu occasion de faire remarquer avec quelle puissance plusieurs sources minérales produisent ces assises sédimenteuses. Les énormes dépôts de travertin de la campagne de Rome à Tivoli par exemple, n'ont point d'autre origine, et l'on voit une preuve évidente de ce phénomène dans la couche calcaire fort épaisse qui s'est formée au fond des aqueducs romains qui s'étendent depuis l'Eifel jusqu'à Cologne. Enfin les engorgements auxquels nous n'hésitons pas à rapporter les changements qui s'opèrent dans bien des sources, peuvent encore être produits en partie mécaniquement. Ainsi nous avons maintes fois rencontré des preuves que les eaux ferrugineuses agissent comme ciment en solidifiant les particules minérales désagrégées, telles que le sable, et formant de cette manière des concrétions pierreuses ; il est hors de doute que les eaux riches en silice produisent aussi des pétrifications analogues, comme on le remarque d'une manière si positive dans le grés appartenant à la formation houillère. Il est facile de comprendre que des agglomérations de cette nature puissent se former très-souvent dans le cours des veines hydrauliques; à plus forte raison conçoit-on que les sources thermales et les vapeurs aqueuses doivent agir avec bien plus d'activité sur les masses même les plus dures, telles que le marbre. L'action de ces eaux réduit à la longue ces roches en une espèce de bouillie cimenteuse, comme on l'observe dans les baignoires de marbre du bain de l'Empereur à Aix-la-Chapelle ainsi qu'à celle de Borcette (Bürtscheidt); il est donc évident que les canaux de ces sources peuvent, par l'amas des graviers, s'obstruer en partie, surtout, lorsqu'intervient de la part de l'eau plus ou moins calcaire, une action consolidante analogue à celle qu'elle produit dans les mortiers.

D'après ce que nous venons de rapporter, il est donc indubitable que certaines sources minérales doivent éprouver soit par l'effet de commotions souterraines, soit par l'infiltration d'eaux nouvelles ou par d'autres causes encore ; les unes subitement, d'autres au bout d'un temps plus ou moins long, des altérations intimes relatives à la quantité et même à la qualité de leurs éléments ; mais indépendamment de ces vicissitudes profondes et abstruses, qu'il nous est impossible de prévoir ni d'observer directement, il en est d'autres plus extérieures, dont nous pouvons déterminer, calculer même les effets et que l'on peut, par conséquent, jusqu'à un certain point prévenir.

Parmi les eaux minérales des diverses espèces, il en est peu, en effet, qui ne s'altèrent plus ou moins aussitôt leur puisement au contact de l'air, et que l'on puisse conserver longtemps intactes ; une réaction s'établit, soit entre leurs différents principes, soit sous l'influence de l'atmosphère ou de certaines substances organiques. Des dépôts s'y forment presque toujours en même temps que leur activité diminue ; les secousses et l'agitation du transport semblent hâter, et pour quelques-unes, déterminer même ces dégénérescences ; la plupart subissent enfin des décompositions dues à la présence de certains agents qui, variant dans différents cas leur composition, rendent leurs propriétés et leur action médicatrice fort différentes.

Les eaux acidules surtout tendent, lorsqu'elles arrivent au contact de l'air, à laisser échapper leur acide carbonique libre, et cette perte sera d'autant plus considérable que la pression atmosphérique sera moins élevée.

Le maximum d'acide carbonique que peut retenir l'eau sous la pression ordinaire et à une température de + 14°,5 R., est d'après De Saussure, de 1,06 de son volume ; d'où il suit évidemment que lorsqu'une eau minérale arrive au jour sursaturée d'une quantité d'acide carbonique supérieure à ce maximum, sans doute à la faveur de ses bicarbonates ou de la forte pression qu'elle peut avoir éprouvée à de grandes profondeurs, cet excès ne peut lui être que très-faiblement uni, et la moindre circonstance devra en déterminer le dégagement. Le bouillonnement constant des sources très-riches en acide carbonique nous en offre la preuve, puisqu'il est dû à cet excès de gaz échappé à la pression intérieure, qui se dégage de l'eau en arrivant au contact de l'air ; nous sommes d'ailleurs porté à admettre que dans plusieurs sources gazeuses, il existe concurremment avec le jet propre de l'eau un dégagement libre et une véritable source de gaz. Comment d'après cela supposer qu'un principe en partie si faiblement uni à l'eau, et aussi fugace que l'acide carbonique conserve toujours une proportion régulière dans son mélange avec ce liquide.

La quantité de gaz existant dans les sources est soumise à des variations aussi nombreuses que les vicissitudes atmosphériques qui ont sur ces eaux la plus grande influence ; ne peut-il par conséquent arriver qu'il se soit dégagé du volume d'eau puisé, l'une fois plus, l'autre fois moins d'acide carbonique ? La quantité d'eau que l'on fait pénétrer dans les vases peut, on le conçoit, se montrer fort différente sous le rapport de la proportion du gaz, selon qu'une quantité plus ou moins considérable de bulles se sont déjà dégagées, ou que la source est restée quelque temps en repos ; on voit donc combien doit être délicate l'appréciation exacte de principes aussi inconstants.

Il nous paraît évident que la cause principale qui doit amener des différences souvent notables dans les quantités d'acide carbonique que fournissent diverses analyses d'une même source, dépend en grande partie des circonstances du puisement, surtout lorsque nous considérons que ces variations, dans les résultats analytiques relatifs à la quantité de cet acide, sont particulièrement remarquables pour les eaux de Selters dont l'examen a été fait à différentes époques par plusieurs chimistes, et s'est rarement montré à ceux-ci concordant quant à la proportion d'acide carbonique ; nous observerons à cet égard, qu'il est peu ou point de source minérale d'une vogue plus étendue et qui soit par conséquent plus constamment troublée par un puisement continuel, puisque chaque jour pendant la saison on emplit de cette eau le nombre énorme de 25 à 30,000 cruches, qui sont expédiées dans toute l'Europe, et jusqu'en Amérique. L'emplissage s'opère sur une grande quantité de vases à la fois, et l'on a dans ce but établi à Selters une machine à poulies que j'ai rencontrée à un grand nombre d'autres sources de l'Allemagne. Cette machine consiste en trois ou quatre larges corbeilles quadrangulaires formées par l'assemblage de tringles en fer dont les intervalles permettent à l'eau de s'introduire dans les cruches qui se placent au nombre d'une cinquantaine dans chacune des corbeilles; ces dernières se ferment par le haut au moyen de deux battants grillés destinés à empêcher que les vases soient soulevés par l'eau. Elles se trouvent suspendues à des bras horizontaux fixés à un cabestan vertical qui, en tournant autour de son axe, amène chaque corbeille à son tour au-dessus de la source dans laquelle on la laisse plonger et dont on la retire au moyen d'un guindal, aussitôt que les cruches sont pleines. Ce mode expéditif d'emplissage nous semble offrir sur la pratique malpropre de remplir les vases à la main plusieurs avantages, dont le principal réside en ce que l'eau, au lieu d'être seulement puisée à la surface, comme le font les remplisseuses surtout par les temps froids, est prise à plusieurs pieds de profondeur, et par conséquent avant qu'elle ait perdu déjà une grande partie de l'acide carbonique ou du fer qu'elle peut contenir.

Mais quoi qu'il en soit, la méthode que nous venons de décrire, laisse encore beaucoup à désirer et ne remplit pas, surtout à l'égard de sources aussi constamment agitées que celles de Selters, les conditions que l'on devrait rechercher, et que nous verrons plus loin à satisfaire.

Il est en effet facile de comprendre que par cette opération l'air atmosphérique renfermé dans une cinquantaine de cruches, s'échappant à travers l'eau en une fois et violemment, lors même que l'on ne considère que l'action directe et mécanique des bulles d'air dans la source, une partie du gaz qui imprégnait l'eau, doit par cette agitation être mise en liberté ; c'est ainsi que nous avons vu tout l'acide carbonique non combiné pouvoir être dégagé d'une eau minérale lorsqu'on agite celle-ci dans un flacon. Mais l'air n'agit pas ici seulement comme force mécanique, il chasse encore par son contact avec la masse de l'eau, une partie de l'acide carbonique libre, en vertu de la loi qui fait que les gaz se déplacent mutuellement. Peut-on d'après cela s'étonner encore si dans les recherches entreprises à différentes fois, l'analyse de cette source ait indiqué des différences notables. Nous sommes persuadé de plus que l'eau minérale, la plus riche même en acide carbonique libre ou à demi combiné, ne fût-elle pas troublée par des circonstances semblables au moment du puisement, perd le gaz qu'elle contient partie durant la mise des bouchons, partie pendant le transport ; enfin en ouvrant la cruche et en versant l'eau dans les verres, le reste de l'acide carbonique qu'elle recélait, se dissipe, et avec lui les qualités agréables ou salutaires qu'y recherche le consommateur ; on peut donc dire d'après l'illustre Bordeu, que la plupart des eaux minérales sont comme les habitants des montagnes : elles ne quittent pas volontiers leur patrie, et quand cela leur arrive, elles changent de nature.

Il peut se faire aussi que dans quelques cas, l'eau minérale absorbe certains gaz étrangers à sa composition primitive, qui sont susceptibles de déterminer des réactions fondamentales dans son sein, en amenant des changements aussi notables que les précédents; et l'expérience prouve qu'un volume d'eau peut absorber à + 15° R., et à la pression ordinaire, 0,042 volume d'azote, 0,046 d'hydrogène, 0,065 d'oxygène, 1,06 d'acide carbonique et jusqu'à 2,53 volumes d'acide sulfhydrique. Cette absorption est encore favorisée dans les eaux minérales par certains de leurs principes ; les eaux sulfureuses et ferrugineuses tendent particulièrement à s'emparer de l'oxygène de l'air et dans les dernières le fer peut en outre se combiner aux acides du bouchon qui s'en empare lorsqu'on n'a pas pris soin, par un séjour préalable dans l'eau minérale, de saturer de ce métal le liége que l'on doit employer. Nous avons déjà fait voir avec quelle facilité se forme encore dans la plupart de ces eaux, un dépôt d'oxyde ferrique insoluble, en même temps que l'acide carbonique se dégage. Cette réaction provient de ce que le fer n'existe jamais dans son carbonate à l'état d'oxydule sans se décomposer instantanément; or au moment de l'introduction de l'eau dans les cruches, les bulles d'air qui s'échappent de celles-ci se trouvant à leur passage en contact avec l'oxyde ferreux transforment celui-ci en oxyde ferrique; l'acide carbonique se sépare alors de l'oxyde formé qui se précipite à l'état d'hydrate en dépouillant ainsi l'eau du principe pour lequel on la recherchait. Nous sommes parvenu à atténuer en partie une semblable altération des sources minérales et à éviter le contact brusque des bulles d'air qui traversent l'eau à mesure qu'elle pénètre dans les vases en faisant usage pour les remplir d'un simple tube recourbé dont une branche un peu plus courte que l'autre est plongée jusqu'au fond du flacon, que l'on tient renversé dans la source, tandis que l'autre extrémité s'élève au-dessus de la surface du liquide ; l'eau minérale par cet artifice s'introduit doucement et sans trouble par le goulot de la cruche, tandis que l'air s'échappe de celle-ci à travers le tube de dégagement sans presque entrer en contact avec l'eau ; mais ce moyen auquel nous avons constamment recours pour recueillir l'eau minérale destinée à l'analyse, lorsque nous pouvons nous trouver sur les lieux, ne peut prévenir la décomposition que détermine encore durant le transport, l'agitation continuelle avec l'air demeuré adhérent aux parois du vase, ou que renfermait l'eau minérale elle-même.

Cette dernière cause qui peut encore induire en erreur avec la plus grande facilité relativement à l'un des principes les plus importants des eaux minérales m'a surtout été démontrée pour l'eau de Selters, de même que pour celles de Fachingen et de Geilnau. En effet, les analyses exécutées sur les lieux mêmes de l'eau fraîchement puisée aux sources, et lorsque le bassin est demeuré quelque temps tranquille, démontrent clairement une proportion assez considérable de carbonate de fer oxydulé, tandis que les réactifs les plus sensibles n'en accusent plus une trace dans ces mêmes eaux après qu'elles ont subi le transport. Des traces de flocons insolubles d'oxyde ferrique hydraté se rencontrent alors au fond des cruches. Cette précipitation provient, comme nous le savons, d'une oxydation du protoxyde ferreux aux dépens de l'air atmosphérique ; la seule question serait ici de savoir si l'eau absorbe déjà pendant qu'on l'introduit dans les vases une quantité d'air suffisante pour produire cette oxydation, ou si les petites bulles d'air qui demeurent dans les cruches déterminent cette action, car il serait difficile de croire, à cause du soin avec lequel ces vases sont bouchés, coiffés et cachetés, qu'une communication puisse s'établir pendant le voyage entre le contenu intérieur et l'air du dehors.

L'analyse de l'eau de Selters puisée avec toutes les précautions possibles, nous a prouvé que l'oxygène de la quantité d'air atmosphérique qu'elle contient est plus que suffisant pour transformer la proportion d'oxyde ferreux qu'elle renferme, en oxyde ferrique. Il est donc impossible de toute manière, d'admettre que cette eau conserve durant le transport son carbonate de fer oxydulé en solution, car la proportion du fer y fût-elle quatre fois aussi grande qu'elle l'est en réalité, encore renferme-t-elle assez d'oxygène pour en déterminer l'oxydation ; on comprend donc aisément que les réactifs ne démontrent plus de fer dans l'eau qui nous est expédiée et que par conséquent elle ne jouisse plus des propriétés thérapeutiques que l'on observe pour celle qui est prise à la source.

Il est probable qu'en poussant plus loin l'investigation on trouverait que la proportion de fer primitivement dissoute par les eaux minérales, est beaucoup plus considérable avant qu'elles puissent être recueillies. Si l'on admet que l'air se trouve déjà mélangé à certaines eaux dès leur origine, il est évident qu'une grande partie de corps minéralisateurs doit leur être déjà enlevée dans le parcours ; cette réaction aura également lieu, dès le contact de l'air extérieur, si l'on suppose que ce n'est qu'à ce moment que l'eau absorbe l'air atmosphérique ; il serait difficile d'éclaircir par des expériences directes laquelle de ces deux opinions mérite la préférence; mais tout en admettant la première comme la plus probable, nous croyons avoir suffisamment démontré l'importance de cette vérité, que l'agitation et le contact qu'éprouve l'eau avec l'air atmosphérique pendant la mise en cruche, détermine nécessairement une nouvelle absorption de cet agent, et par suite une altération dans les caractères et les propriétés de l'eau minérale. Le seul moyen de conserver en partie aux eaux carbonatées ferrugineuses les propriétés qu'elles doivent à la présence de leur principe métallique, lorsqu'on les expédie pour la consommation, consiste à fixer dans le bouchon un fil de fer ou un clou qui plonge quelque peu dans l'eau du vase ; ce procédé est généralement usité en Silésie ; on pourrait encore recourir à la méthode proposée déjà par Klaproth et qui consiste à jeter dans la cruche quelques heures avant de faire usage de son contenu, quelques bouts de fil de fer et de la refermer promptement ensuite. — L'acide carbonique libre de l'eau suffit la plupart du temps pour dissoudre bientôt une quantité de fer à peu près égale à celle qui existait auparavant dans l'eau.

Pour les autres eaux carboniques qui ne seraient pas aussi fortement acidulées, on pourrait réussir à les rendre plus conservables, en les saturant artificiellement d'une quantité plus grande d'acide carbonique, destiné à remplacer celui qui pourrait s'être dégagé et à remplir à l'égard des principes qui tendent à se précipiter, le rôle de dissolvant. Nous ne saurions trop recommander pour les eaux carbonatées telles, par exemple, que celles de Selters, cette méthode dont la réussite a dépassé dans ces cas notre attente. L'art dans le procédé que nous recommandons n'intervient qu'en perfectionnant et en conservant les produits de la nature, qui bien certainement sont supérieurs à ceux fabriqués de toutes pièces dans nos laboratoires; mais hâtons-nous de faire remarquer que l'on ne peut employer indistinctement cette pratique, même pour toutes les eaux qui contiennent des carbonates, ni les charger arbitrairement d'acide carbonique; il faut auparavant avoir pris une connaissance analytique de l'eau minérale et s'être bien assuré que la quantité d'acide que l'on se propose de lui rendre n'est point susceptible d'amener parmi ses principes une décomposition (1).

Ce que nous avons dit de la prompte altération des eaux ferrugineuses, est en partie applicable aux sources hépatiques; la plupart perdent déjà dans leur trajet une partie de leur principe sulfureux et éprouvent de la part de l'air des dégénérescences qui tendent à décomposer leurs ingrédients actifs; le soufre qu'elles contiennent s'y trouve, comme l'ont prouvé Anglada et Ossian Henry, ordinairement à l'état de sulfhydrate de soude ou de sulfure de sodium, ce qui représente le même état de composition, mais sous certaines influences, telles que l'action de l'air, de l'acide carbonique, etc., cet état de combinaison change de nature et une partie de l'alcali se transforme en carbonate; les eaux qui conservent leur sulfhydrate, perdent bientôt à l'air leur odeur et ne présentent plus au bout de quelque temps que des hyposulfites; mais il est encore une autre cause qui détermine d'une manière très-puissante l'altération des eaux sulfureuses; la plupart de ces eaux étant thermales, se troublent même à l'abri de l'air, en se refroidissant; voilà pourquoi quelques-unes s'opalisent, deviennent louches, et même lactescentes au bout de quelque temps. Pendant l'abaissement de température, l'action destructive de l'oxygène est beaucoup plus prononcée, pourtant l'effet du refroidissement est moins marqué d'après M. Henry sur les eaux n'excédant pas 30°, que sur celles qui sont très-chaudes. Il pourrait se faire par contre, que l'on prenne au premier abord pour sulfureuse une eau qui n'est qu'accidentellement hépatique, car souvent les sources renferment des matières organiques qui, en se décomposant, produisent de l'hydrogène sulfuré par suite de la réaction qu'elles exercent sur les sulfates primitifs en présence de l'eau.

Quoi qu'il en soit, les eaux sulfureuses proprement dites, ne peuvent pas plus que la plupart des eaux ferrugineuses carbonatées, être conservées intactes, et c'est ce qui nous porte à soutenir que les eaux de cette espèce, et même la majorité des autres, ne sont point transportables, et qu'on n'en peut faire usage avantageusement que sur les lieux mêmes où la nature nous les présente.

Bien qu'il faille admettre aussi que parmi les différences analytiques signalées par quelques auteurs dans l'examen des eaux minérales, quelques-unes de ces anomalies dépendent d'erreurs de procédés ou de défauts d'exactitude, il n'en est pas moins vrai qu'en général elles naissent de l'altération qu'éprouvent ces eaux, soit qu'elles aient été expédiées de loin, soit qu'elles aient déjà subi des changements lors de leur puisement. Certaines eaux minérales complexes, telles que celles de Carlsbad, ne tardent pas, lorsqu'elles sont renfermées dans un vase, à déposer un épais sédiment; elles se voilent en même temps d'une pellicule blanchâtre, outre qu'elles contractent bientôt un goût et une odeur désagréables qu'elles n'avaient point à la source. Les eaux qui renferment de la barégine se putréfient avec la plus grande facilité; dans toutes, les matières organiques s'altèrent pro-

(1) Ce procédé a été tout récemment appliqué avec succès en France à certaines eaux minérales et notamment par M. Pasquier, pharmacien à Fécamp, qui par ce moyen est parvenu à masquer le goût désagréable de l'eau de mer. E. V.

fondément, et par suite de la présence de celles-ci, il arrive fréquemment que les sulfates lorsqu'ils font partie des principes de l'eau, éprouvent à la longue et surtout lorsque les eaux sont stagnantes ou privées du contact de l'air, une décomposition dont M. le professeur Bischof a le premier rendu compte, et qu'il observa dans une eau sulfatée avec laquelle du sucre était resté longtemps en contact. Cette détérioration provient de ce que les matières telles que des débris végétaux, du sucre, des infusions de bois, etc., se décomposent en leurs éléments et changent les sulfates en sulfures, sous l'influence de leur carbone qui se transforme en acide carbonique.

J'ai souvent eu occasion de constater depuis, dans plusieurs sources délaissées des environs du Siebengebirge, au fond desquelles des feuilles mortes et d'autres débris végétaux se putréfiaient, la formation de sulfures métalliques accompagnée d'une odeur manifeste d'hydrogène sulfuré par laquelle on pourrait, comme nous l'avons dit, être facilement induit en erreur. Des branches à demi pourries, des morceaux d'écorces, etc., qui avaient séjourné dans ces eaux aux endroits où elles demeuraient stagnantes, se trouvaient recouvertes en différents points d'une pellicule métallique d'un jaune brillant, que la crédulité des gens du lieu prenait pour de l'or, et qui n'était autre qu'un sulfure de fer. La fermentation putride étant, comme on sait, une des actions désoxygénantes les plus énergiques, toutes les matières susceptibles de se désoxyder cèdent de l'oxygène au corps qui subit une crémacausie lente au sein de l'eau qui prend elle-même part à la décomposition. Nous voyons par ce qui se passe dans la formation des lignites, que les éléments du bois qui pourrit ainsi à l'abri de l'air, se groupent peu à peu dans d'autres directions, de telle manière qu'une partie de son carbone se combine avec l'oxygène fourni par le végétal lui-même et avec celui provenant de la décomposition de l'eau, pour former de l'acide carbonique dont une partie se dissout dans la source, tandis que l'hydrogène de la substance organique de même que celui de l'eau est mis en liberté, ou se dégage à l'état de gaz des marais. Que l'eau maintenant contienne un principe riche en oxygène, tel que l'acide sulfurique, il est évident que cet oxygène ainsi que celui de la base à laquelle l'acide est combiné, sera assimilé comme celui de l'eau pour produire l'acide carbonique, tandis que le soufre et une partie de l'hydrogène étant mis en liberté en même temps, se combineront à l'état naissant, pour former de l'acide sulfhydrique, lequel à son tour, se décomposant avec les oxydes métalliques tels que le fer, etc., qui se trouvent en présence, formera, comme nous l'avons remarqué, des sulfures métalliques qui remplacent les sulfates primitifs et changent complétement la véritable nature de l'eau.

Il nous serait aisé de développer encore d'autres remarques pratiques que nous avons recueillies relativement à la manière dont se comportent les eaux minérales après leur puisement et sous l'influence des nombreuses circonstances qui peuvent faire varier leur composition ; mais nous ne nous sommes appliqué ici à rechercher l'explication théorique que des altérations qui nous ont paru les plus importantes quant à l'action thérapeutique de ces agents curatifs, et notre but principal a été d'appeler particulièrement sur ces observations l'attention des médecins qui seraient tentés peut-être de déduire l'action médicatrice des eaux minérales que nous livre le commerce, des résultats obtenus par l'analyse chimique de ces sources. Les considérations précédentes d'accord avec l'expérience, nous autorisent en effet à considérer la majeure partie de ceux-là même de leurs principes les plus actifs, comme non existants dans le plus grand nombre des eaux que l'on ne consomme pas immédiatement aux lieux de leur origine. Cette vérité que nous trouvons déjà formulée par l'axiome de Tabernæ-Montanus : *Quo propiùs aqua bibitur a fonte, eo efficacior*, vient en quelque sorte, confirmer encore métaphoriquement cette fiction des anciens qui regardaient les eaux minérales comme douées d'une sorte de vie, et cette idée naïve des âges passés est rendue plus ingénieuse encore en cela, que comme l'a dit Bordeu, en perdant au bout de peu de temps la plupart de leurs propriétés, les eaux minérales ne nous laissent plus guère qu'un cadavre. Les eaux salines sont toutefois celles dont la conservation est la plus sûre et que l'exportation altère le moins, surtout lorsqu'elles sont chaudes, précisément parce que leur température étant élevée, elles contiennent alors fort peu d'air et sont en conséquence moins sujettes à se décomposer.

La conservation des eaux minérales en général, est, on le voit, un point important dans la manutention de ces produits naturels trop injustement négligés encore par la pharmacie au domaine de laquelle ils appartiennent en propre. Tous les efforts doivent donc tendre à prévenir autant que possible les altérations que l'on sait pouvoir affecter les eaux de sources minérales ; aux quelques principes que nous avons précédemment émis touchant les précautions à prendre pour leur puisement, nous ajouterons encore que les eaux minérales, quelle que soit leur nature, doivent être puisées de préférence le matin, avant le lever du soleil, par un beau temps, et dans les mois les plus secs de l'année, éloignés de l'époque des pluies ou de la fonte des neiges ; elles devront être prises à leur moment d'émergence, un peu au-dessous du niveau, et l'on évitera autant que possible d'agiter le limon qui se trouve au fond du bassin et qui troublerait la limpidité de l'eau si l'on plongeait le vase trop profondément. Les flacons destinés à contenir ces liquides seront parfaitement lavés et rincés avec de l'eau même de la source et l'on ne fera usage que de bouchons neufs de liége, qui y auront préalablement trempé pendant plusieurs jours. On remplira les vases presque complétement, afin de laisser le moins d'air possible, mais quelques espèces d'eaux demandent en outre des soins particuliers dans l'embouteillage ; ainsi les eaux acidulées seront instantanément bouchées, et le bouchon devra être ensuite assujetti au moyen de ficelles, ou mieux, d'une capsule solidement adaptée ; les eaux thermales ne devront être d'abord qu'imparfaitement bouchées et placées jusqu'à refroidissement dans de l'eau de la source elle-même, puisée à part (1). Les bouchons des vases, quelle que soit l'espèce d'eau que ceux-ci contiennent, devront être soigneusement goudronnés ou recouverts d'une capsule, pour remédier à la porosité du liége ; des bouteilles ou des cruches en verre noir opaque devraient être généralement substituées pour l'expédition aux cruches en grès ou en terre, dont la porosité ne laisse pas que d'influer sur la détérioration des eaux minérales ; mais la forme de ces vases plus commode au transport, et leur texture moins fragile en fera sans doute conserver longtemps encore l'usage ; sous ces différents rapports nous trouvons parfaitement convenables les flacons garnis d'osier dont on se sert depuis quelque temps pour expédier une partie des eaux de Spa. Quelle que soit la nature du vase qui les contient, il est convenable de ne voiturer les eaux minérales que de nuit, pendant les temps sereins et de les recouvrir de paille ; on les placera ensuite à l'abri de la lumière dans des lieux frais, d'une température constante ; et il est bon, afin de les préserver de l'humidité qui est nuisible à leur conservation, de les ranger sur des planches à quelque distance du sol.

Nous venons d'exposer les principales connaissances pratiques nécessaires à l'étude des eaux minérales. Si maintenant, nous jetons un coup d'œil plus philosophique sur la composition et l'apparition de ces eaux, nous trouvons, comme déjà nous l'avons énoncé, une coïncidence singulière et irrécusable, entre la présence des sources carbonatées et l'existence des terrains plutoniens. L'eau atmosphérique, dit Berzélius, qui donne origine à ces sources, pénètre à peu près pure dans

(1) O. Henry. *Journal de Chimie et de Pharm.*, 1846

le sein de la terre d'où elle est repoussée ensuite pour revenir de nouveau à la surface, chargée de carbonates, de sulfates de chlorhydrates dont la soude forme presque constamment la base principale; il suit évidemment de là que ces sels doivent être un produit ordinaire fort répandu de l'action volcanique. Pour qui a vu les énormes masses d'origine ignée qui entourent Carlsbad depuis Engelhaus jusque Schlackenwerth cette supposition devient évidente quant à l'eau de cette localité. Berzélius appelle aussi l'attention sur l'analogie remarquable qui existe entre une partie du nord de la Bohême, particulièrement celle qui se présente comme la plus riche en eaux minérales, et les anciennes provinces de l'Auvergne et du Vivarais en France; il avance à l'appui de ce rapprochement, que parmi les torrents de lave dont on peut suivre la trace depuis les volcans éteints qui entourent de toutes parts le Puy-de-Dôme en Auvergne, jusqu'aux plaines de la Limagne, on remarque entre les coulées, une grande quantité de sources plus ou moins chaudes, qui toutes sont riches en acide carbonique et en sels de soude, et qui déposent également un excès de carbonate calcaire; il cite plusieurs de ces sources dont la composition a la plus grande analogie avec celle de Carlsbad. et fait la remarque, qu'aussitôt que l'on quitte cette contrée volcanique, on ne rencontre plus de sources de cette nature, mais qu'elles apparaissent de nouveau lorsque l'on continue la route jusque dans le Cantal dont le sol est également de nature ignée; enfin, avec le terrain plutonien du Vivarais (département de l'Ardèche) apparaissent de nouveau les sources alcalines et carbonatées. Le chimiste suédois est pourtant fort éloigné de prétendre que toutes les eaux qui renferment un alcali sursaturé d'acide carbonique avec ou sans traces de fer, doivent indistinctement avoir la même origine; pour être autorisé à accepter cette opinion, il serait encore besoin de recherches plus complètes qui manquent jusqu'à présent à la science, et qu'un naturaliste seul ne saurait entreprendre.

Nous partageons entièrement avec Berzélius, l'opinion qu'une étude plus approfondie des terrains qui environnent ces sources nous rendra toujours de plus en plus évidente leur connexion avec les phénomènes volcaniques de l'époque primitive; en effet, les analogies que l'on peut tirer de l'étude de ces phénomènes, conduisent, en raisonnant par induction, à des résultats tellement concluants qu'on aurait à peine osé les espérer tels.

Les anciens naturalistes avaient même déjà entrevu quelque chose de semblable, puisque Pline disait : *tales sunt aquœ qualis est terra per quam fluunt.*

La plupart sont d'accord aussi pour attribuer la chaleur des eaux thermales à un feu intérieur de la terre ou du moins pour lui assigner les mêmes causes que celles qui produiraient ce feu; et ce n'est que sur l'opinion erronée que toutes les eaux contenaient de l'hydrogène sulfuré que quelques auteurs ont avancé que les sources empruntaient ce principe en même temps que leur chaleur, à leur action sur les couches pyriteuses qu'elles devaient traverser au sein de la terre.

Nous n'entrerons point toutefois dans la discussion de ces opinions dont il a du reste été déjà traité au commencement de ce travail; nous proposant de faire de ces questions intéressantes touchant la température et la minéralisation des sources, l'objet d'un mémoire spécial, nous ne dirons ici que quelques mots relativement à ce qui concerne ce dernier point. Une des preuves les plus irrécusables qui, selon nous, vient à l'appui de l'opinion relative à la similitude qui existe entre la cause originaire des phénomènes volcaniques et l'apparition de certaines sources, est ce fait connu, que durant plusieurs éruptions, ou tremblements de terre, un grand nombre de sources situées souvent à des distances considérables ont éprouvé des changements profonds, des bouleversements quelquefois temporaires, d'autres fois persistants : ainsi, il est d'observation que depuis le désastreux tremblement de terre qui renversa Lisbonne le 1er novembre 1755, les sources de

Tœplitz en Bohême, éloignées de plusieurs centaines de lieues du Portugal, coulent en bien plus grande abondance. Pendant la durée de ce même cataclysme, ces eaux se troublèrent d'une manière remarquable, et jaillirent ensuite pendant environ une heure et demie avec une couleur jaune foncé; vers le milieu de la journée, les sources cessèrent tout à fait pendant 6 à 7 minutes de couler, puis tout à coup il s'en échappa en telle abondance une eau opaque et d'un jaune rougeâtre, que tous les bains se trouvèrent inondés. Plusieurs autres sources situées dans le Maroc éprouvèrent aussi des perturbations analogues, et les eaux des lacs de la Suisse ainsi que celles de la mer sur les côtes de la Suède et des Antilles orientales furent violemment agitées durant cette révolution souterraine. On peut donc tirer de ces faits la conclusion que ces phénomènes sont produits par l'irradiation de l'action volcanique, jusque dans le voisinage du lieu d'où sourdent les eaux, ou qu'à l'inverse, ces sources prennent leur origine jusque près de la sphère d'activité volcanique. Ce rapprochement nous prouve encore que l'immense trajet que certaines sources parcourent dans les entrailles de la terre, et l'étendue que peuvent occuper leurs canaux souterrains qui éloignent plus ou moins leur point d'émergence, de celui de leur origine, ne doit point entrer en considération dans la discussion des phénomènes hydrologiques.

D'un autre côté nous remarquons, à peu d'exceptions près, l'absence presque complète du carbonate sodique dans les sources qui jaillissent des terrains étrangers aux formations plutoniennes, et cette observation nous conduit à signaler la rareté extraordinaire des eaux minérales dans la Bavière et la Souabe par exemple, où l'on ne trouve pas même une seule source thermale ; ces contrées ne renferment aussi ni basaltes, ni d'autres roches analogues. En Allemagne, dans cette formation basaltique si puissante, qui de l'Eifel s'étend jusqu'au Thüringerwald, de même que dans celle qui part du Fichtelgebirge jusqu'au Riesengebirge, nous voyons de toutes parts jaillir des sources minérales nombreuses ; ces eaux renferment en même temps que du sulfate de soude, du sel marin et d'autres combinaisons, du carbonate sodique et de l'acide carbonique en excès, tandis que dans les Alpes suisses qui ne connaissent pas les formations basaltiques, on ne rencontre pas de source qui contienne de carbonate alcalin, bien que cette chaîne renferme beaucoup de fontaines froides ou thermales d'une autre nature. Il y a à peu près constamment encore prédominance de carbonate sodique dans les nombreuses sources qu'offrent l'Espagne et le Portugal, particulièrement dans la partie méridionale du système volcanique, les plus chaudes sourdent constamment des roches granitiques, tandis que les froides appartiennent la plupart à des terrains de formation plus récente. Un grand nombre de sources dont peu de contrées se montrent aussi riches que la Hongrie, et qui toutes jaillissent du pied des montagnes trachytiques et primitives, ou des formations qui recouvrent ces terrains, appartiennent de même aux eaux minérales que nous avons appelées volcaniques ; nous pouvons y ajouter encore la plupart des sources de l'Angleterre et de l'Écosse ; bien qu'elles soient plus rares dans ces pays que dans aucune autre contrée de l'Europe, et sourdent d'un terrain basaltique particulier qui se rapporte au terrain houiller anglais (1).

Ce qui prouve enfin la concordance des eaux minérales avec les phénomènes volcaniques c'est que les principaux corps qui forment les éléments des sources, se rencontrent particulièrement dans les produits plutoniens ; ainsi, par exemple, c'est surtout dans les laves et les roches volcaniques qu'existent les alcalis combinés à la silice, dont nous avons précédemment expliqué la dissolution dans les eaux. Quant à l'opinion qui attribue la présence de la potasse dans quel-

(1) Bischof. *Warmelehre der Erde.*

ques sources, à une décomposition végétale de la couche du détritus moderne, décomposition qui fournirait en même temps l'acide crénique et une partie même de l'acide carbonique, elle ne nous paraît admissible que comme cause accidentelle ou au moins exceptionnelle. Ce qui nous porterait encore à croire que ce mode de minéralisation n'a lieu que pour un nombre restreint de sources très-superficielles à la croûte terrestre, et n'atteignant pas une grande profondeur, c'est que les eaux dans lesquelles on rencontre l'acide crénique par exemple sont toutes, sans exception, froides; les sources de Porla en Suède, dans lesquelles Berzélius rencontra d'abord cet acide dérivé de la composition végétale, n'a pas non plus une température supérieure à la moyenne du lieu et par conséquent ne plonge pas fort avant dans la terre, et se rapproche d'autant plus des sources ou fontaines simples.

Il nous paraît indubitable que dans la majorité des cas, l'acide carbonique des eaux minérales provient d'une décomposition de carbonates métalliques qui a lieu encore actuellement dans le foyer d'activité volcanique, ou de l'absorption directe de l'acide gazeux libre, qui préexistait dans les cavernes souterraines ou qui continue encore à se dégager, par une espèce de phénomène analogue à celui du rochage, comme suite du ralentissement ou de l'extinction partielle du grand embrasement volcanique qui a fusionné autrefois la masse toute entière de notre planète. Les eaux se sursaturent ainsi d'acide carbonique à des profondeurs où la pression considérable qu'elles supportent explique fort bien ce phénomène, et décomposent ensuite sur leur passage les roches auxquelles elles empruntent les alcalis qu'elles dissolvent à l'état de carbonates et quelquefois primitivement à celui de silicates. Il faut toutefois reconnaître, et nous sommes porté à supposer cette origine aux sources qui renferment essentiellement des carbonates terreux, que les végétaux peuvent également prendre part à la minéralisation des eaux, lorsqu'en se décomposant après leur mort, ils engendrent de l'acide carbonique, comme cela a lieu dans les marnières, d'une façon très-manifeste. Dans l'érémacausie des substances végétales l'humus formé par leur pourriture dégage incessamment en présence de l'air et de l'eau, de l'acide carbonique qui se dissout dans les eaux météoriques qui l'entraînent et suintent au travers de l'écorce de la terre en se chargeant peu à peu des métaux solubles qu'elles rencontrent, ou même de ceux préexistants dans les végétaux. La présence de l'acide crénique dans certaines sources est une autre preuve d'ailleurs que les eaux minérales n'empruntent pas exclusivement leurs principes au règne minéral et qu'ici encore une prévoyance admirable a voulu que tous les phénomènes de la nature s'enchaînent et se compensent dans le but synthétique d'une harmonie finale. Le gaz carbonique ou l'acide organique que la plante rend à la terre est absorbé par l'eau qui l'emploie à dissoudre les bases minérales destinées à être assimilées de nouveau par les êtres vivants; et la succession de ces passages de la matière à divers états entretient l'équilibre des grandes forces de la nature dont il n'est permis à l'homme de saisir que de loin en loin quelque trace mystérieuse. Mais pour en revenir à notre sujet, on ne peut récuser tout à fait à quelques sources, ce dernier mode de minéralisation dont nous venons de parler, car il est prouvé comme l'a fait voir Justus Liebig, que la décomposition particulière qu'ont subie les végétaux antédiluviens et qui consiste en une séparation progressive d'acide carbonique, se continue encore dans les couches de lignites; du moins il est assez remarquable que depuis la Hesse électorale jusque vers Coblence où les bancs de lignite sont très-fréquents, on voit partout venir au jour des sources acidules. Ces sortes de sources prennent naissance aux endroits mêmes où les eaux douces surgissant des étages inférieurs rencontrent l'acide carbonique qui émane des parois latérales de leurs conduits souterrains. Mais cette hypothèse ne peut, comme nous en avons établi la certitude par des observations spéciales, être admissible pour les sources alcalines dont l'origine est évidemment plus avant dans les profondeurs de notre globe, elle n'est valable qu'en tant qu'elle ne rencontre aucune des nombreuses objections qu'elle soulève dans certains cas. On ne peut en effet admettre que l'acide carbonique soit exclusivement produit par une combustion souterraine de matières organiques aux dépens de l'air, car dans ce cas le gaz carbonique devrait être constamment mélangé d'une quantité au moins quadruple de son volume d'azote, et un grand nombre d'expériences faites avec soin sur les exhalations des sources et des mofettes n'y ont constaté que des traces la plupart du temps insignifiantes de nitrogène; il serait d'un autre côté difficile de comprendre comment un corps aussi indifférent que ce gaz et aussi peu susceptible d'affinité pût être retenu dans le sein de la terre en quantité aussi énorme qu'il devrait s'y trouver en admettant cette hypothèse. Nous sommes donc fondé à soutenir que le dégagement d'acide carbonique ne peut dans le plus grand nombre de cas s'expliquer autrement que par une décomposition de minéraux qui le renferment, par exemple du carbonate calcique, au moyen d'un acide ou par l'action de la chaleur. En admettant, comme nous en avons une preuve par la lave qui coule encore de nos jours en Islande, que sous l'écorce durcie de notre globe il se forme encore continuellement du basalte, des laves et enfin le reste des produits volcaniques, aux dépens du carbonate de chaux et d'autres minéraux; et que du foyer de cette action ignée ces substances ou plutôt les produits qui en résultent se frayent passage vers la surface de la terre, il serait facile d'expliquer la production de l'acide carbonique. Cette hypothèse pour être admissible présuppose nécessairement que la température, dont l'accroissement dans l'épaisseur des couches supérieures de la croûte terrestre est un fait acquis à la science, augmente avec la profondeur jusqu'à un degré où tous les minéraux entrent en fusion.

Dans la supposition que le dégagement d'acide carbonique est une conséquence de la production des masses volcaniques aux dépens de carbonates préexistants, cette exhalation devait nécessairement se faire en bien plus grande abondance à une période antérieure pendant laquelle les phénomènes d'ignition ont régné avec une énergie dont nous pouvons à peine aujourd'hui nous former une idée. L'atmosphère devait alors contenir une énorme proportion d'acide carbonique, et par là notre hypothèse vient s'accorder parfaitement avec l'ingénieux système d'Adolphe Brongniart. C'est à une époque postérieure à l'extinction superficielle de ce vaste embrasement et après le premier refroidissement de la terre que remonte la formation des bancs houillers. C'est alors que d'immenses forêts de végétaux avides de carbone, en décomposant l'énorme quantité d'acide carbonique qu'avait répandu autour d'elle la combustion planétaire, préparèrent le milieu destiné à des êtres plus parfaits, et l'atmosphère éprouva ainsi les changements nécessaires à l'existence des animaux, qui n'ont apparu qu'après l'épuration de l'air qu'ils devaient respirer.

Tel est en général l'exposé des notions indispensables à quiconque veut acquérir une connaissance quelque peu fructueuse des eaux minérales. En réunissant dans le mémoire que nous présentons les données principales relatives à ces produits naturels, nous n'avons point prétendu fournir une monographie complète des sources minérales; ce travail ne doit être considéré que comme une ébauche imparfaite dont nous n'avons modelé que quelques-unes des parties qui nous ont paru mériter le plus l'attention; puisse toutefois cet essai contribuer à faire apprécier mieux qu'elle ne l'est généralement l'importance des sources sanitaires non-seulement en ce qui concerne les sciences, et en particulier les diverses branches de la médecine pour laquelle elles sont un agent aussi étendu que puissant, et un fécond sujet d'études; mais encore pour ce qui regarde la prospérité et le bien-être des contrées que la nature a dotées de ces bienfaits. Nous voyons en effet certaines eaux privilégiées attirer chaque année une affluence nombreuse d'étrangers qui viennent y chercher, les uns un remède à leurs maux, les autres une trêve à leur ennui, et de là résulte l'émission d'un capital considérable qui mérite assurément de fixer la sollicitude des gouvernements.

Napoléon dont le puissant génie ne laissait échapper aucune idée utile, avait si bien compris cette vérité qu'il ne négligea pas entièrement au milieu de la préoccupation de ses conquêtes, ces sources importantes de bien-être individuel et de richesse publique. — Sans ses eaux, Spa ne serait qu'une obscure et triste bourgade que le beau monde délaisserait ; et si l'on s'appliquait à tirer parti de quelques-unes des fontaines minérales de notre Royaume, qui se perdent dans l'oubli en formant d'insalubres marécages, et restent improductives à cause de leur obscurité, nous pourrions espérer de voir un jour l'étranger payer en partie à nos établissements hydropathiques, ce tribut de confiance et de curiosité que nous portons depuis trop longtemps aux leurs. La tâche principale que nous nous sommes proposée en produisant ce modeste travail, a été de chercher autant que possible à rendre raison des intéressants phénomènes que présentent les eaux minérales, et à éclairer par une saine théorie et une étude rationnelle, leur constitution intime ainsi que leur application pratique. Nous avons cru que l'exposé des observations spéciales que nous avons été à même d'entreprendre à ce sujet pendant nos études en Allemagne, et le développement des idées que nous nous sommes formées aux leçons de maîtres habiles, relativement à ces phénomènes, ne seraient peut-être pas dénués de tout intérêt et pourraient offrir quelque utilité aux chimistes, aux médecins, aux pharmaciens, voire même aux naturalistes. Quant aux procédés analytiques, que nous avons indiqués, ils sont loin la plupart de nous être propres, et l'on conçoit que nous ayons dû nous borner dans la majorité des cas à rapporter la marche systématique déjà suivie ; mais nous nous sommes appliqué constamment à ne choisir parmi les diverses méthodes que nous offre l'état actuel de la science que les voies les plus directes et les plus sûres. La plupart, au reste, de ces procédés, étant fondés sur des réactions normales dépendantes des lois générales qui régissent la matière, ne peuvent avoir, mathématiquement pour ainsi dire, qu'un mode possible de solution exacte et directe ; c'est celui que nous avons cherché à saisir, en ayant constamment l'expérience pour guide et la vérité pour but. Peut-être, en dépit de la clarté que nous nous sommes efforcé à atteindre, nos digressions ont-elles quelquefois pu paraître diffuses ; mais si elles ne doivent pas servir à jeter quelque lumière sur les points qui restent encore obscurs dans la connaissance des faits qui en sont l'objet, nous espérons qu'au moins elles n'auront point été tout à fait stériles, et qu'elles seront profitables, à nous d'abord, par les travaux qu'elles nous ont coûtés, et à d'autres peut-être, par certains aperçus que nous y avons consignés et les remarques particulières qui nous ont paru dignes d'être rapportées.

Qu'il nous soit permis, en terminant, d'invoquer pour ces faibles essais, l'indulgence de nos lecteurs, et de leur rappeler ce vers du poète latin :

Ut desint vires, tamen est laudanda voluntas !

www.ingramcontent.com/pod-product-compliance
Lightning Source LLC
LaVergne TN
LVHW020044170826
845678LV00001B/416

9782329692630